JN313277

シリーズ
シニアが笑顔で楽しむ ⑧

ほら、あれ！
楽しい 物忘れ・ど忘れ解消トレーニング

今井弘雄 著

○○県の名物といえば…？

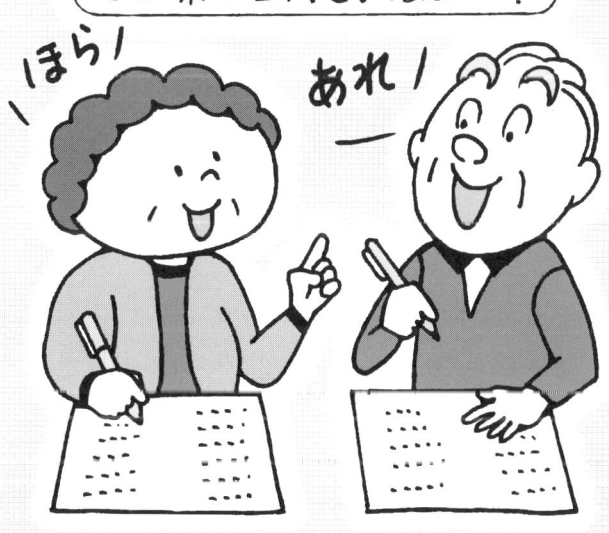

ほら！　あれ！

黎明書房

はじめに

　「最近，物忘れやど忘れが多くなって困った」と言う人が多くなりました。
　高齢になると誰でも，身体の機能がだんだんと低下します。
　ですから，物忘れ・ど忘れは誰にでも起きてきます。
　それは他人より速いか遅いかだけの違いです。

　しかし，ある程度本人の努力次第で，遅くしたり，改善することができます。
　心身の老化を止めることはできませんが，物事に興味を持ち，感動し，体を動かし，新しいことにチャレンジをすることで，脳の老化のスピードを遅らせ，物忘れ・ど忘れを防ぐことができます。

　本書は，いろいろな視点や方法で，物忘れ・ど忘れが進行しないようにするのに，効果があると思われるものを取り上げました。
　お役に立てば幸いです。

今井弘雄

目　次

はじめに　1
トレーニングをはじめる前に　5

I　物忘れ・ど忘れの予防のための頭のトレーニング

1　計算力のトレーニング　10
2　かんたんな間違いさがし　12
3　かんたんな穴埋めクイズ　13
4　かんたんな漢字の部首あそび　14
5　漢字つめクロス　16
6　俳句づくり　18
7　当て字クイズで脳トレーニング1　19
8　当て字クイズで脳トレーニング2　23
9　当て字クイズで脳トレーニング3　24
10　漢字クイズで脳トレーニング1　26
11　漢字クイズで脳トレーニング2　28
12　漢字クイズで脳トレーニング3　29
13　数字クイズで脳トレーニング　31
ちょっと休憩　数字あそび　32

目　次

14　記憶力の脳トレーニング　33
15　記憶のアウトプット　35
16　買い物ゲーム　36
17　記憶力テスト　39
　●答えのページ　40

Ⅱ　物忘れ・ど忘れの予防のための手・指体操

1　手と手首のストレッチ　46
2　指のストレッチ　48
3　あっち向いてホイ！　50
4　コインビルディング　52
5　手さぐりでコインを当てろ！　54
6　ひとりジャンケン　56
7　歌ジャンケン　58
8　トンネル，ほれほれ1　60
9　トンネル，ほれほれ2　62
10　ジャンケンカード取り　64
11　ハンカチ取りジャンケン　66
12　大豆つまみ競争　68

Ⅲ　物忘れ・ど忘れの予防のための身体を使ったゲーム体操

1　深呼吸運動　70
2　ウォーキングで脳を若く保つ　72

3	身体のバランスチェック1	74
4	身体のバランスチェック2	75
5	鏡に向かってスウィング	76
6	紙くず玉入れ	78
7	ほこりとり体操	80
8	紙切りあそび	82

ちょっと休憩　小話　84

Ⅳ 物忘れ・ど忘れを解消するのに効果的な
その他のアクティビティ
―積極的に行動する―

1	散歩や旅行に出かけましょう	86
2	音楽を聴きに出かけましょう	87
3	「読み，書き，ソロバン」を生活の中で行いましょう	88
4	博物館や美術館に出かけましょう	89
5	興行やイベントに出かけましょう	90
6	生活習慣病を防ぐために健康診断を受けましょう	91
7	楽しい生活を心がけるようにしましょう	92

※本文イラスト・伊東美貴

トレーニングをはじめる前に

◎**物忘れ・ど忘れ，ボケの進行は止めることができる**

　「物忘れ・ど忘れ」は誰にでも起こる脳の老化現象です。

　「物忘れ」とは，道でばったり出会った人の名前が浮かんでこなかったり，また，人との会話の途中で話題になっている人の名前を思い出せなかったりして，「ほら，えーと，あの人……」などといったりすることです。また，何か用があって目的の場所へ行っても，途中で声をかけられたりすると，自分が何しに来たのか忘れたり，買い物に出かけ何を買うのか思い出せないことをいいます。

　「ど忘れ」とは，一瞬ふと忘れてしまうことをいいます。例えば，朝起きて顔を洗って，メガネを置いた場所をふと忘れたり，財布や鍵などの小物をどこに置いたか忘れてしまうことです。また，台所で煮物をしているときに電話がかかり，つい長話をして煮物を忘れて鍋をこがしてしまうことです。

　「物忘れ・ど忘れ」は，子どもでも若者でもあります。ただ，歳をとってくると，その回数が多くなってくるだけです。

　厚生労働省がまとめたデータによれば，2005 年時点で「物忘れが進行してしまった方」は約 170 万人で，今後高齢化が進むにつれて，2020 年には約 300 万人近くまで増加すると予想されています。

　「物忘れ・ど忘れ」は，自分が忘れっぽくなったという自覚があります。しかし，「ボケ」といわれる人は，忘れたことを忘れてしまいますので，忘れたという自覚はありません。

　よくいわれることですが，「あの人の顔は覚えているが，どうして

も名前が思い出せない」という人は物忘れです。それは，ひょんなことでその人の名前を思い出すからです。

　しかし，昔からよく知っている人に会っても「私はこんな人は知らない」というのは，ボケといわれる人です。

　もう1つの例として「ここにあった本，知らない？」と聞かれて，実際は本を片付けたのに「本？　知らないよ」と答える人はボケといわれる人です。「たしか机の上だと思うけど……，あら，どこかしら」という人は，本を片付けたことは覚えているが，片付けた場所が思い出せないということで，この場合は物忘れです。

　「物忘れ・ど忘れ」も「ボケ」も基本的には脳の老化による現象です。

　しかし，歳をとったからといって必ず脳機能が衰えるとは決まっていません。

　脳の老化を遅らせたり，改善することができることがわかりました。「人間の脳細胞は年齢とともに減少し再生しない」といわれてきましたが，最近の研究では，「脳細胞の減少を遅らせることができる」ことがわかってきました。「物忘れ・ど忘れ」「ボケ」は歳のせいばかりではないということがわかってきたのです。

◎物忘れ・ど忘れを解消するために

1．脳の老化を抑えるために活性化をはかること

　人間の脳細胞は，20歳を過ぎると毎日10万個ずつ死滅するといわれています。しかし，人間の脳細胞は140億個あるそうですから，当面は心配いりませんが，歳をとるごとに死滅し，少なくなってくることは間違いありません。この脳細胞の死滅を遅らせるには，脳

をよく使って、活性化をはかることです。それがためには、脳を徹底的に使っていじめることです。

2．脳細胞をいじめること

　まず、脳細胞をいじめるには、あらゆる面で脳を使うことです。
　長年の生活の中で、見、聞き、感じ、創造することを経験して得た知識、情報を脳にためておかないで、整理して外に出すことが必要です。このインプットとアウトプットを繰り返すことで、脳の活性化がなされるわけです。

3．日常生活の中に変化を求め実行すること

　ものぐさは、脳細胞の死滅を加速させます。常にちょっとした工夫をしたり、変わった行動をすることが大切です。例えば、散歩にしても同じ道を同じ時間に歩くのではなく、違った時間、違った道を歩くことで新しい発見があります。そして、「年甲斐もない」といわれても新しいことにチャレンジすることです。

4．常に「おしゃれ」と「遊び心」を持つこと

　いつまでも、かっこいい大人でいるためには、まず、「おしゃれ」が大切です。お化粧をしたり、その日の気分で洋服を変えたり、アクセサリーを選んだりすることで、心に張りが出て脳を活性化します。
　また、「遊び心」を持つことは、自分自身や周囲の人を楽しませ、生き生きとした生活ができます。それも大切なことです。

5．本や詩文を読むことで能力をアップすること

　実際に高齢者の記憶力は本を読まない人より，読む人のほうが高いといわれています。できれば声を出して音読することが，効果は高いともいわれています。

　また，新聞をよく読むこともいいことです。それにより新しい知識や，最近の世情が理解でき，暮らしが楽しくなります。

6．簡単な計算と漢字の復習をすること

　ある実験で，頭の中で難しいことや複雑なことを考えるとき，脳は一部しか使われていないことがわかりました。簡単な計算をしているほうが脳の血流が広がって活発になっていることがわかりました。それは漢字の読み方でも同じでした。簡単な計算や音読を続けることで，脳が若返ることがわかってきました。

7．手・指を使うようにすること

　京都大学名誉教授の久保田競博士によれば，「私たちが，手を自由に操れるのは，神経が手と脳の間を仲立ちして，脳の外部環境情報を受け入れ，指令を出して筋肉を収縮させるからである」とのことです。（『手と脳——脳の働きを高める手——』紀伊國屋書店）

　このように，手と脳の関係は非常に密接なものです。したがって手や指の動きは脳の神経を刺激し脳全体の働きや，血行を活発にして脳の活性化につながります。

　「物忘れ・ど忘れ」の解消には，まず手指を使うことが大切です。

I
物忘れ・ど忘れの予防のための
頭のトレーニング

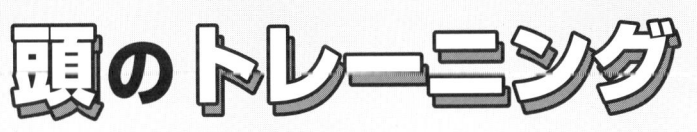

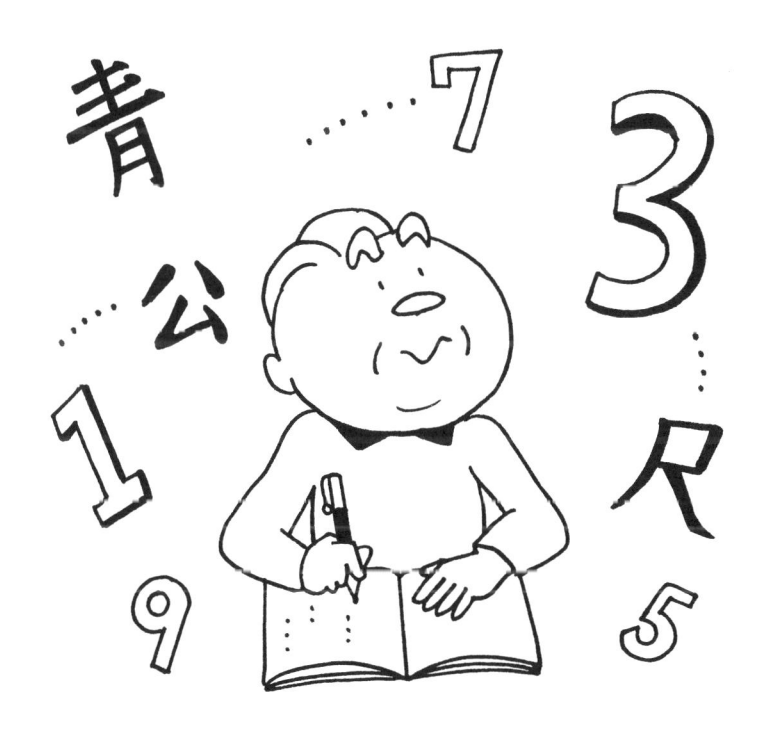

1 計算力のトレーニング

はじめにかんたんな脳のトレーニングをします。
次ページの式をすべて計算しましょう。
答えは，消せるようにエンピツで書いてください。

① はじめは上の段から順に，左から右へヨコに計算しましょう。

　　　　　　　　　　　　　　　　　所要時間　　　　分

② 次は，①の答えを消して，左の列から順に，上から下へタテに計算します。

　　　　　　　　　　　　　　　　　所要時間　　　　分

※計算間違いのないように人に見てもらうといいでしょう。

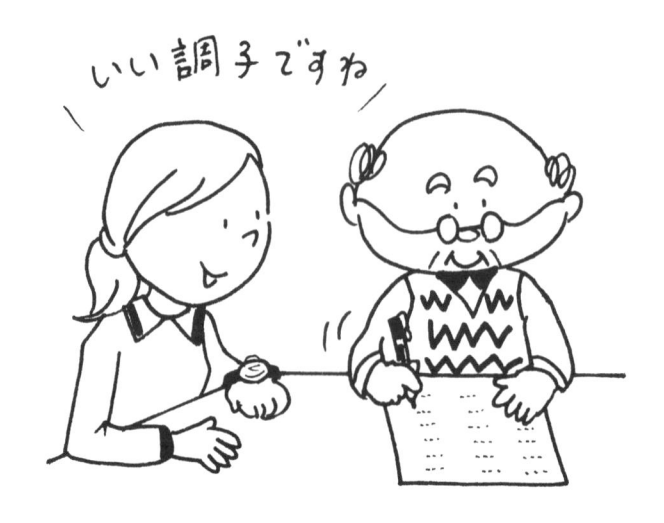

I 物忘れ・ど忘れの予防のための頭のトレーニング

5 + 8 =	2 + 5 =	12 − 4 =	3 × 2 =
2 + 9 =	4 × 2 =	3 + 4 =	9 − 6 =
4 + 5 =	15 − 9 =	3 × 4 =	7 − 3 =
7 + 6 =	11 − 9 =	7 × 5 =	1 × 6 =
7 + 2 =	6 − 3 =	7 − 2 =	6 × 2 =
14 − 6 =	4 + 3 =	7 + 4 =	8 − 3 =
9 × 5 =	5 − 3 =	13 − 7 =	9 − 0 =
10 − 7 =	4 × 7 =	6 + 9 =	15 − 9 =
3 + 5 =	3 − 3 =	9 − 7 =	4 × 1 =
7 + 9 =	1 × 0 =	6 + 8 =	11 − 3 =
9 × 8 =	9 × 3 =	12 − 5 =	16 − 7 =
7 + 5 =	13 − 5 =	7 × 5 =	14 − 5 =
8 + 5 =	8 × 3 =	13 − 6 =	7 + 7 =
2 × 6 =	1 + 7 =	9 + 3 =	4 × 4 =
10 − 7 =	8 × 7 =	7 − 2 =	3 × 1 =

(答えは40ページ)

2 かんたんな間違いさがし

次の言葉の中に同じ言葉があります。それは何でしょう。
30秒以内に見つけましょう。

ぼうし	すずめ	するめ	たばこ	いわし	とまと	からす
たまご	さんぽ	かれい	あたま	ぞうり	とびら	すもう
ぶどう	たんぼ	れもん	くじら	めだか	とんび	めがね
りんご	ごりら	さんご	とまと	こいぬ	らっぱ	おさげ
さくら	やかん	めろん	すみれ	けむり	おかし	ことり
きりん	すいか	みかん	ひらめ	こおり	ごりら	うさぎ
だるま	おふろ	ろうか	かかし	さくら	うどん	たわし
ふとん	さかな	いろり	えほん	おたま	さらだ	れもん
てがみ	とりい	まんが	にしん	ぬりえ	はさみ	ふとん
めいし	しじみ	あさり	りんご	あさひ	きのこ	まぐろ
ゆうひ	もめん	めだか	とんぼ	れんげ	べんち	くるま
とうふ	ごぼう	みずな	おにく	たまご	うずら	てれび
おさけ	とけい	ゆびわ	そばや	いちご	けいば	つくえ
さしみ	あわび	こっぷ	わごむ	さとう	おでこ	こゆび
せんす	するめ	うなぎ	めろん	かもめ	ふくろ	つばき
きつね	おどり	たいこ	らっぱ	みしん	にしん	まいく

さあ，いくつ時間内に見つけられるでしょう。　（答えは40ページ）

I 物忘れ・ど忘れの予防のための頭のトレーニング

3 かんたんな穴埋めクイズ

○の中に入る漢数字を書きましょう。

① ○苦○苦　　② ○寒○温　　③ ○発○中
④ ○人○色　　⑤ ○日○秋　　⑥ ○進○退
⑦ ○変○化　　⑧ ○転○倒　　⑨ ○事が○事
⑩ 早起きは○文の徳　　⑪ 人のうわさも○○○日
⑫ ○聞は○見にしかず　　⑬ ○つ子の魂○まで
⑭ なくて○癖，あって○○癖
⑮ 仏の顔も○度　　⑯ 桃栗○年，柿○年
⑰ ○年一昔　　⑱ 鶴は○年，亀は○年
⑲ ○の足を踏む　　⑳ ○里霧中

○の中に字を入れましょう。（虫食いクイズ）

㉑ 爪に○をともす　　㉒ ひざを○○えて話す
㉓ 風○にもおけぬやつ　　㉔ ○○鳥あとを濁さず
㉕ キジも○○○○打たれまい　　㉖ 雀○まで踊り忘れず
㉗ 舌の○の乾かぬうちに　　㉘ 櫛の歯が○けたよう
㉙ ○災は忘れたころに○ってくる
㉚ さく○んぼは，山○県の名産です

（答えは41ページ）

4 かんたんな漢字の部首あそび

① さんずい偏（氵）で10個の漢字を書いてみましょう。
　例：池，汗，……

② き偏（木）で10個の漢字を書いてみましょう。
　例：札，村，……

③ うかんむり（宀）で10個の漢字を書いてみましょう。
　例：守，安，……

④ にん偏（イ）で10個の漢字を書いてみましょう。
　例：仏，作，……

⑤ ぎょうにん偏（彳）で10個の漢字を書いてみましょう。
　例：役，行，……

⑥ ごん偏（言）で10個の漢字を書いてみましょう。
　例：計，記，……

⑦ て偏（扌）で10個の漢字を書いてみましょう。
　例：打，払，……

I　物忘れ・ど忘れの予防のための頭のトレーニング

⑧　おんな偏（女）で10個の漢字を書いてみましょう。
　例：好，嬢，……

⑨　指定された部首の漢字を使って文章を作りましょう。
　例えば，さんずい偏（氵）の漢字を使って，400字以内の文章を作ります。ただし，一度使った漢字はなるべく使わないで，できるだけ多く，さんずい偏の漢字を使います。

> **答えの例**：ある男がいました。名前は渋沢浩治といいました。彼は恋人にふられ淋しくて涙を流しながら激しく泣きました。そして，毎日酒を浴びるように飲んでいました。
> 　そんな生活をしていたので，身体は汚く，洗濯もしないので，誰も寄り付かなくなりました。
> 　彼は，そんな自分がいやになり，山に登りました。山には清く澄んだ水が湧き出て，それが滝となり溪を河となって湖や沼に注ぎました。彼は決意をして汗で汚れた身体を清潔にするために近くの池に入り泳いだりしました。
> 使用した漢字　渋，沢，浩，治，淋，涙，流，激，泣，酒，浴，活，汚，洗，濯，清，澄，湧，滝，溪，河，湖，沼，注，決，汗，清，潔，池，泳

「き偏（木）」「ごん偏（言）」「て偏（扌）」「うかんむり（宀）」「いと偏（糸）」「くさかんむり（艹）」などで作ってみましょう。

※①〜⑨の答えは載せていません。漢和辞典で確認してください。

5 漢字つめクロス

あらかじめマス目に入っている漢字をヒントに，下のリストの漢字を一度ずつ使って熟語を作り，クロスを完成してください。

①

ヒント

金　結　芸　役　人　業　名　火　大　旅　明　性　今　地
婚　座　事　点　陰　年　口　者　防　団　拠　愛　目　立

②

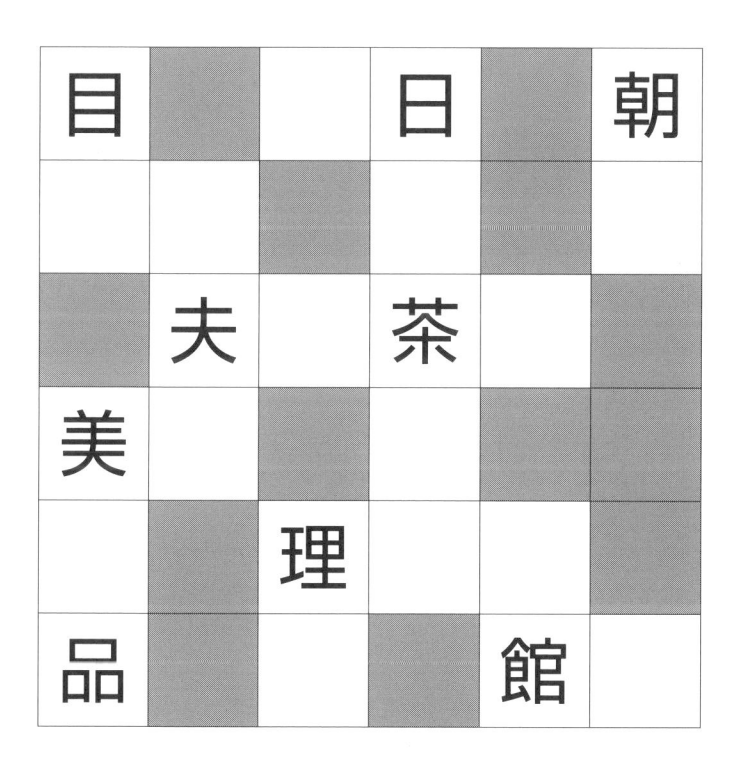

目				日		朝
		夫		茶		
美						
			理			
品						館

ヒント

貴　事　大　日　常　本　系　口　長　高　明　川　術　碗
式　飯　恋　婦　人　博　会　手　山　海　鳥　東　名　食

（答えは 41 ページ）

6 俳句づくり

俳句は，五・七・五の17文字で作ります。
指示された文字を五・七・五の頭の文字にして，俳句を作りましょう。

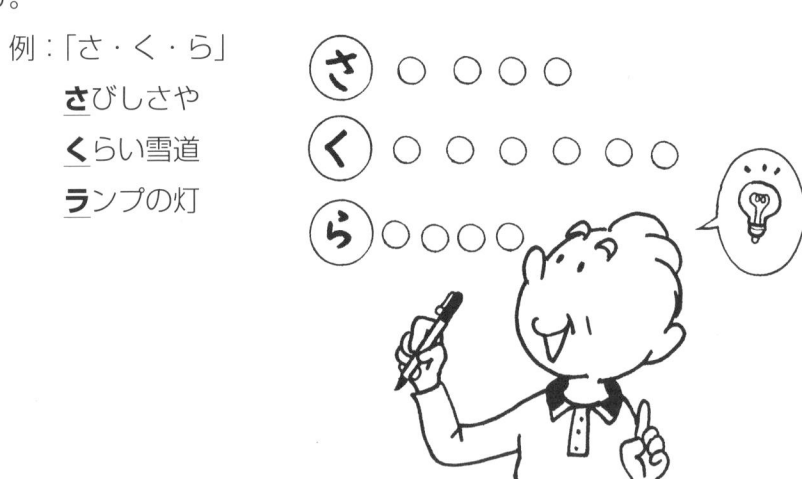

例：「さ・く・ら」
　　さびしさや
　　くらい雪道
　　ランプの灯

では，次の文字で作ってみましょう。

「い・わ・し」　　「あ・た・ま」　　「す・い・か」

「さ・か・な」　　「か・か・し」　　「は・さ・み」

I 物忘れ・ど忘れの予防のための頭のトレーニング

7 当て字クイズで脳トレーニング1

次の字は何と読むでしょう。

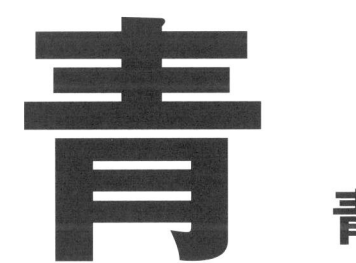

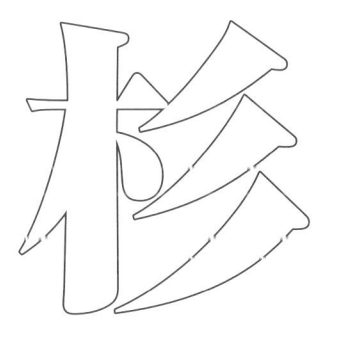

①

青 青

②

杉 り

（答えは41ページ）

③

牛　勿

④

公

⑤

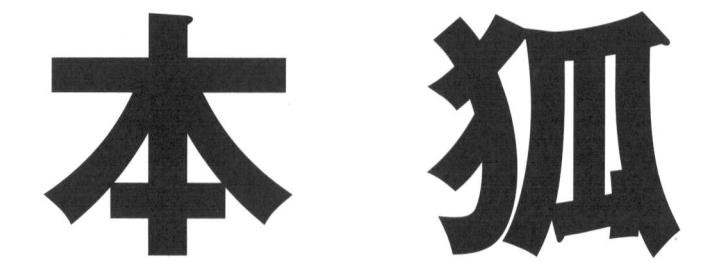

本　狐

（答えは 41 ページ）

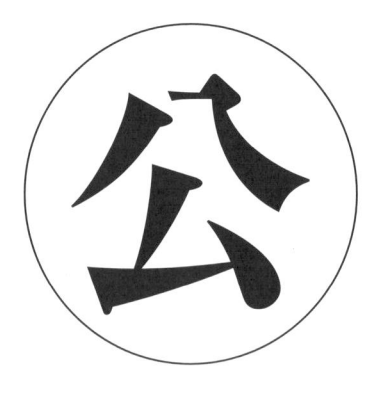

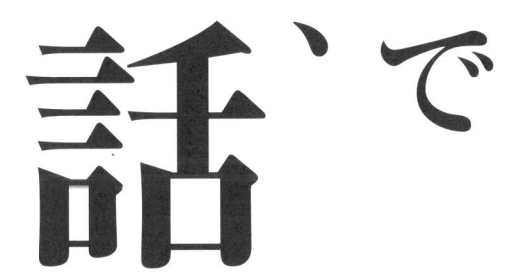

Ⅰ　物忘れ・ど忘れの予防のための頭のトレーニング

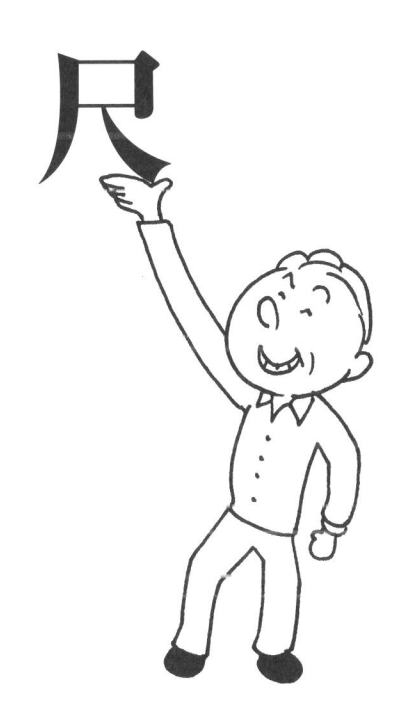

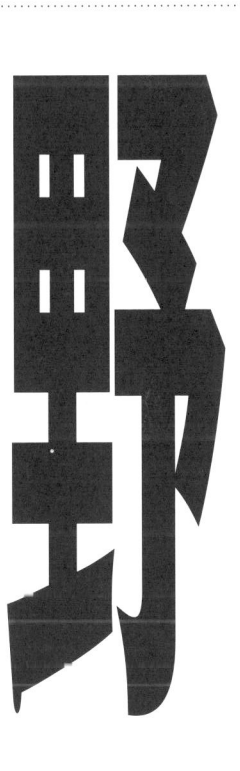

⑥

話、で

⑦　　　　　　⑧

尺　　　　　　野球

（答えは42ページ）

⑨

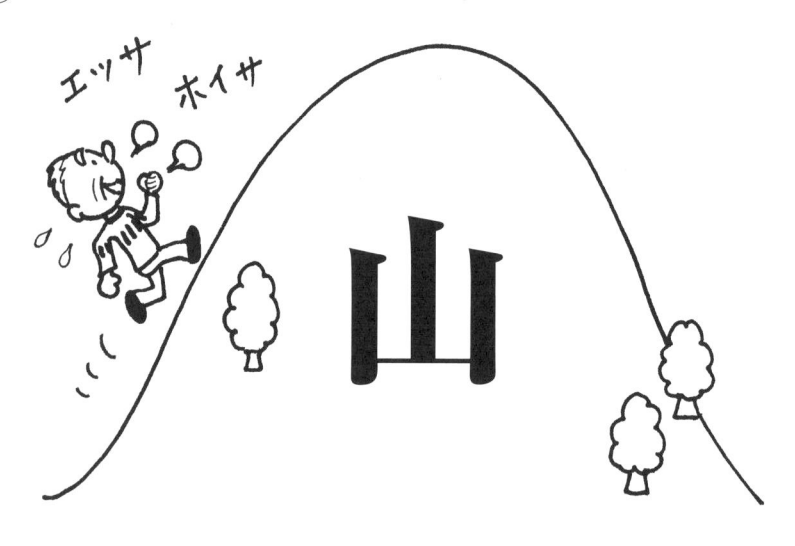

⑩

（答えは 42 ページ）

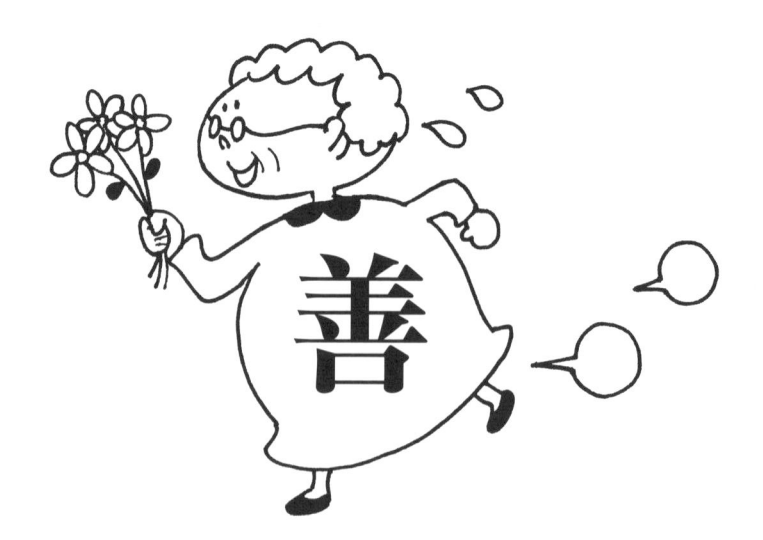

I 物忘れ・ど忘れの予防のための頭のトレーニング

8 当て字クイズで脳トレーニング2

何と読むでしょう。(ヒント：音楽家の名前です。)

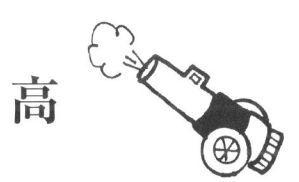

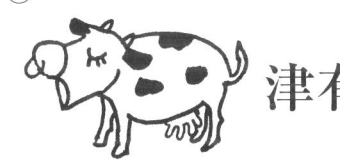

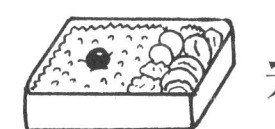

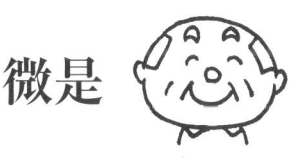

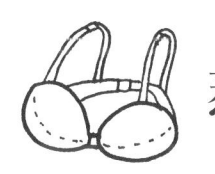

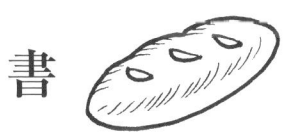

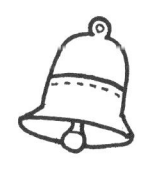

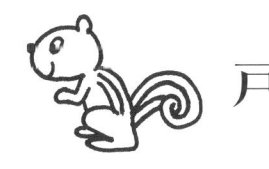

① 高 [大砲]

② [牛] 津有都

③ [ちらし寿司] 弁

④ 微是 [おじさん]

⑤ [ブラジャー] 蒸す

⑥ 書 [パン]

⑦ [ベル] 出居

⑧ [リス] 戸

(答えは42ページ)

⑨ 当て字クイズで脳トレーニング３

何と読むでしょう。（実際に使われている漢字です。）

① 海星
（ヒント：星の形から名前がつきました。）

② 海豚
（ヒント：「フグ」と読む人がいますが，魚ではありません。）

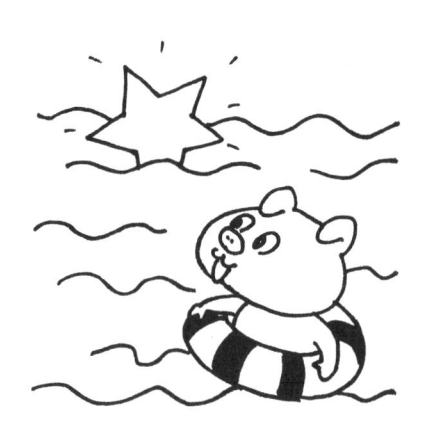

③ 金糸雀
（ヒント：「クジャク」「キジ」ではありません。）

④ 信天翁
（ヒント：このままでは，天を信じる爺さんですが，鳥です。）

⑤ 洋灯
（ヒント：外国から来た灯りです。）

⑥ 洋琴
（ヒント：よく「ハープ」と間違える人がいます。）

⑦ 牛酪

（ヒント：何となく乳製品ということはわかりますが。）

⑧ 木乃伊

（ヒント：中国語の「ムナイイ」からきたといわれています。）

⑨ 麦酒

（ヒント：麦から作られたからです。）

⑩ 聖林

（ヒント：「ホーリー」と「ウッド」という英語からきています。）

⑪ 西班牙

（ヒント：中国語読みの「シパニヤ」からきています。）

⑫ 羅馬

（ヒント：完全に日本語の当て字です。）

⑬ 瑞西

（ヒント：日本語読みの「ズイセイ」の当て字です。）

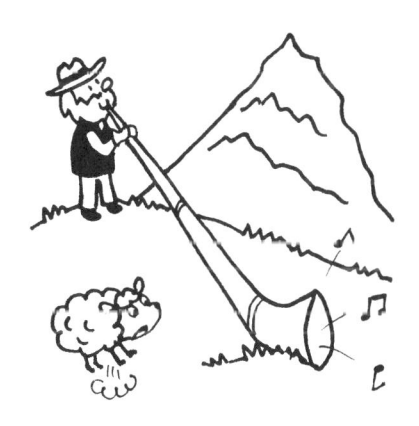

（答えは42ページ）

10 漢字クイズで脳トレーニング1

次の四字熟語で間違った字をさがして，正しい字にしてください。

① 花烏風月

② 馬耳西風

③ 栄古盛衰

④ 綺想天外

⑤ 油断太敵

⑥ 前後不格

⑦ 無芸多食

⑧ 老弱男女

⑨ 亭主関薄

⑩ 天下奏平

⑪ 拍手勝采

⑫ 温古知新

⑬ 一汁一妻

⑭ 違口同音

⑮ 大器晩政

⑯ 絶対絶命

⑰ 美人白命

⑱ 電光関火

Ⅰ　物忘れ・ど忘れの予防のための頭のトレーニング

⑲ 音信普通
⑳ 不和雷同
㉑ 一期一絵
㉒ 清錬潔白
㉓ 故事雷歴
㉔ 意志薄若
㉕ 奮麗努力
㉖ 情状灼量
㉗ 会縁奇縁
㉘ 初志貫鉄
㉙ 精心誠意
㉚ 前途優望
㉛ 不語実行
㉜ 座右之名
㉝ 倉意工夫
㉞ 一致団血
㉟ 滴材適所
㊱ 粉骨細身
㊲ 博学太才
㊳ 波瀾万城
㊴ 感慨無料
㊵ 特意満面
㊶ 義心暗鬼
㊷ 純情加憐

（答えは 42 ページ）

11 漢字クイズで脳トレーニング２

　次のＡグループとＢグループから１字ずつ選んで，組み合わせて漢字を作りましょう。

① 例：粒

Ａグループ

田	木	言	売
貝	米	金	

Ｂグループ

五	糸	一	口
立	占	十	ト

　次の□の中のカタカナを使って漢字を作りましょう。

② 例：仏

タ	ム	ロ
ハ	カ	イ

③ 例：左

エ	タ	ト
ロ	イ	ナ

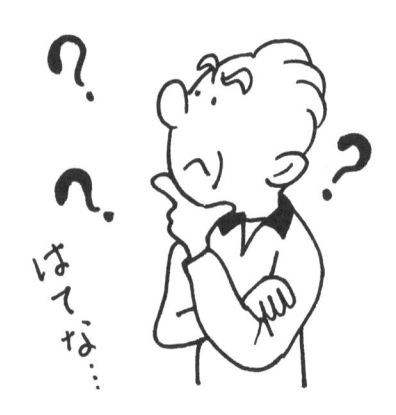

（答えは42, 43ページ）

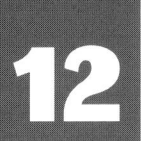

12 漢字クイズで脳トレーニング3

中央の□の中に入る漢字を考えましょう。

例：

```
   甘
蛇 □ 先
   笛
```

●例の答え

```
   甘
蛇 口 先
   笛
```

①
```
   王
相 □ 紙
   本
```

②
```
   本
薬 □ 庭
   根
```

③
```
   素
雨 □ 軽
   場
```

④
```
    品
旅 □ 事
    先
```

⑤
```
    新
主 □ 名
    格
```

⑥
```
    脇
横 □ 具
    路
```

⑦
```
    情
夜 □ 品
    気
```

⑧
```
    入
出 □ 座
    論
```

⑨
```
    敬
親 □ 情
    読
```

（答えは 43 ページ）

Ⅰ　物忘れ・ど忘れの予防のための頭のトレーニング

13 数字クイズで脳トレーニング

□の中に数字を入れましょう。この数字の並べ方には共通の関連した意味があります。

例：1，3，5，□，9　　●例の答え　7（奇数）

① 1，4，7，□，13

② 60，70，77，80，□，90，99

③ 6，3，□，4

④ 3，7，□，17，23，27，33，50

⑤ 7，14，□，28

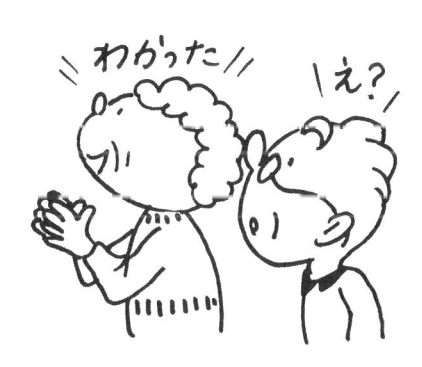

（答えは43ページ）

> ちょっと休憩

●数字あそび●

2人であそびます。
1人が相手の考えた数字をピタリと当てるあそびです。

> あそび方

1. 相手の人に1から9までの数のうち，好きな数を決めてもらいます。このとき，声に出していわないようにします。
2. まず，相手に「決めた数」を3倍してもらいます。次に，そこへ1を加えてもらいます。さらに，その数を3倍してもらいます。
3. 最後に，最初に心の中で決めた数を加えてもらい，その答えを発表してもらいます。
4. 答えを聞いて，最初の数を当てます。
   「あなたの考えた数は □ ですね!!」

（種あかし）

相手が「4」に決めたとします。

$\underline{4} \times 3 = 12$　←3倍する
$12 + 1 = 13$　←1を加える
$13 \times 3 = 39$　←さらに3倍する
$39 + 4 = \underline{4}3$　←はじめに決めた数を加える

はじめに決めた数は，答えの最初のケタ（10の位）に出ます。
「9」でも同じです。

$(\underline{9} \times 3 + 1) \times 3 + 9 = \underline{9}3$

「5」でも同じです。

$(\underline{5} \times 3 + 1) \times 3 + 5 = \underline{5}3$

ちなみに，1の位はいつでも「3」になります。

I　物忘れ・ど忘れの予防のための頭のトレーニング

14　記憶力の脳トレーニング

● 用意するもの

メモ用紙，筆記用具

● あそび方

① まず，次ページの言葉を30秒間見てください。
② 30秒間過ぎたら，次ページを見えないように本を裏返します。
③ 次の30秒間で，覚えているものをメモ用紙に書き出します。
④ 本をもとに返して，間違えずに正しく書けたものがいくつあったか，数えてみましょう。
⑤ 次に，もう一度，見えないように本を裏返し，1回目で書き出せなかったものを思い出して，30秒間で書き出してください。
⑥ 最後に，1回目に書き出した数と，2回目に間違いなく書き出せたものの数を数えてみましょう。

※①〜⑤をもう一度やってみましょう。
　不思議なことに，そんなに数は増えていません。

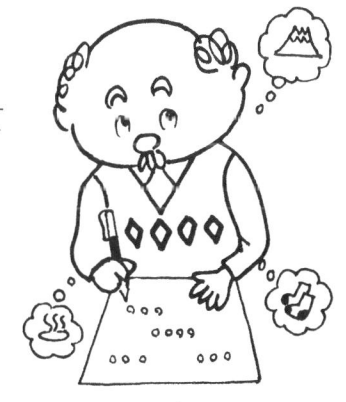

富士山　納豆　オートバイ

温泉　　レコード　　雷

靴下　サイダー　日本海

ストーブ　　絵本　　豆腐

机　　手袋　　カーテン

そば屋　　帽子　　歯医者

メガネ　　傘　　からす

I　物忘れ・ど忘れの予防のための頭のトレーニング

15　記憶のアウトプット

　各都道府県には代表的な名物，名品があります。左の都道府県と右の名物，名品を線で結びましょう。　　　（答えは44ページ）

例：　　東　京　都　────────　スカイツリー

　　　　秋　田　県　・　　　　　　・　南部せんべい
　　　　長　崎　県　・　　　　　　・　ほうとう
　　　　山　形　県　・　　　　　　・　ねぶた
　　　　京　都　府　・　　　　　　・　八丁味噌
　　　　鳥　取　県　・　　　　　　・　ちゃんぽん
　　　　茨　城　県　・　　　　　　・　砂丘
　　　　愛　知　県　・　　　　　　・　みかん
　　　　岩　手　県　・　　　　　　・　さくらんぼ
　　　　山　梨　県　・　　　　　　・　笹かまぼこ
　　　　和歌山県　・　　　　　　・　八ツ橋
　　　　青　森　県　・　　　　　　・　納豆
　　　　宮　城　県　・　　　　　　・　さりたんぽ

＊留意点＊
　学校の地理の時間に習ったり，旅先で食べたりしたことを思い出す回想ゲームで，脳の働きをよくする効果があります。

16 買い物ゲーム

寄せ鍋編

● **用意するもの**

メモ用紙，筆記用具

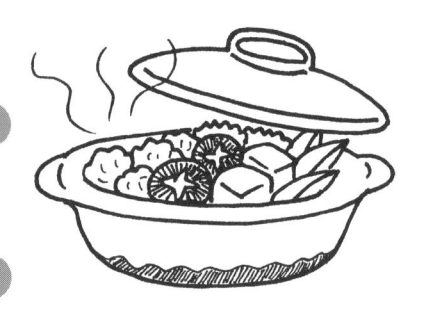

● **あそび方**

1人でもできますが，A，Bの2人でするといいでしょう。
① はじめにAさんが挑戦する人，Bさんが審判になります。
② BさんはAさんに「今日は寄せ鍋を作りますので，ここに書かれているもの（下記）を買ってきてください」といい，このページを見せます。

（買ってくるもの）

ねぎ　豆腐　白菜　鶏肉　春菊

白ワイン　しいたけ　みりん　お茶

牡蠣（かき）　油揚げ　たくわん　砂糖

芋焼酎　鱈（たら）の切り身　料理用酒

③ 20秒間見せたら，Aさんに見えないように本を裏返します。
④ 「では，買ってくるものを思い出して，メモに書いてください」の合図で，Aさんはメモ用紙に書き出します。(約1分)
⑤ さあ，全部覚えたでしょうか。審判のBさんが，答え合わせをします。

> ＊留意点＊
> 20秒間で覚えるには，はやく脳にインプットをしなければなりません。そして，正しくアウトプットをします。記憶力の訓練になります。

ドラッグストア編

● 用意するもの

メモ用紙，筆記用具

● あそび方

「寄せ鍋編」と同じように，A，Bの2人であそびます。
① 今度は役割を入れ替わり，Aさんが審判，Bさんが挑戦者になります。
② Aさんはドラッグストア（大きな薬店）で，ここに書かれているもの（次ページ）を買ってきてください」といって，次ページを20秒間見せます。
③ 20秒間見せたら，本を裏返して見えないようにします。

(買ってくるもの)

胃薬　ティッシュペーパー　歯ブラシ

大人用紙パンツ　頭痛薬　シャンプー

栄養ドリンク　台所用洗剤　マスク

ハンドクリーム　カイロ　のどあめ

洗濯用洗剤　手洗い石けん　うがい薬

④　次に，5分間，2人で世間話をします。5分過ぎたら，Bさんにメモ用紙に書き出してもらいます。(約1分)

⑤　さあ，全部覚えているでしょうか。審判のAさんが，答え合わせをします。

＊留意点＊

似たような品物を覚えるのは難しいものです。しかも，時間をおくと余計に難しくなります。脳をいじめる効果があります。

Ⅰ　物忘れ・ど忘れの予防のための頭のトレーニング

17 記憶力テスト

● 用意するもの

1人で写っている写真

● あそび方

① 2人であそびます。1人は挑戦者，もう1人は審判になります。審判は挑戦者に1枚の写真を見せます。（約30秒）

② 審判はその写真を取り上げ，そこに写っているものについて質問していきます。

　例：1人の女性が湖をバックにした写真を見せて質問します。
　「女性の服は何色でしたか？」
　「腕時計はしていましたか？」
　「靴はハイヒールでしたか？」
　「ネックレスはつけていましたか？」
　「写真のバックに何が見えましたか？」
　「帽子はかぶっていましたか？」など

③ さあ，いくつ合っていましたか。

④ 次は，2人の役割を交替し，別の写真であそびましょう。

留意点

記憶にインプットしていないと，思わぬ質問にはすぐに答えられません。脳をいじめる効果があります。

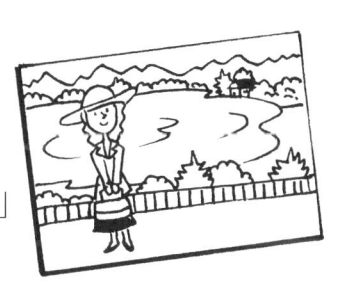

●●● 答えのページ ●●●

1 計算力のトレーニング（11ページ）

5＋8＝13	2＋5＝7	12－4＝8	3×2＝6
2＋9＝11	4×2＝8	3＋4＝7	9－6＝3
4＋5＝9	15－9＝6	3×4＝12	7－3＝4
7＋6＝13	11－9＝2	7×5＝35	1×6＝6
7＋2＝9	6－3＝3	7－2＝5	6×2＝12
14－6＝8	4＋3＝7	7＋4＝11	8－3＝5
9×5＝45	5－3＝2	13－7＝6	9－0＝9
10－7＝3	4×7＝28	6＋9＝15	15－9＝6
3＋5＝8	3－3＝0	9－7＝2	4×1＝4
7＋9＝16	1×0＝0	6＋8＝14	11－3＝8
9×8＝72	9×3＝27	12－5＝7	16－7＝9
7＋5＝12	13－5＝8	7×5＝35	14－5＝9
8＋5＝13	8×3＝24	13－6＝7	7＋7＝14
2×6＝12	1＋7＝8	9＋3＝12	4×4＝16
10－7＝3	8×7＝56	7－2＝5	3×1＝3

2 かんたんな間違いさがし（12ページ）

ごりら，さくら，するめ，たまご，とまと，にしん，ふとん，めだか，めろん，らっぱ，りんご，れもん

I 物忘れ・ど忘れの予防のための頭のトレーニング

3 かんたんな穴埋めクイズ（13ページ）

①**四**苦**八**苦 ②**三**寒**四**温 ③**百**発**百**中 ④**十**人**十**色 ⑤**一**日**千**秋 ⑥**一**進**一**退 ⑦**千**変**万**化 ⑧**七**転**八**倒 ⑨**一**事が**万**事 ⑩早起きは**三**文の徳 ⑪人のうわさも**七十五**日 ⑫**百**聞は**一**見にしかず ⑬三つ子の魂**百**まで ⑭なくて**七**癖，あって**四十八**癖 ⑮仏の顔も**三**度 ⑯桃栗**三**年，柿**八**年 ⑰**十**年**一**昔 ⑱鶴は**千**年，亀は**万**年 ⑲**二**の足を踏む ⑳**五**里霧中 ㉑爪に**火**をともす ㉒ひざを**まじ**えて話す ㉓風**上**にもおけぬやつ ㉔**飛ぶ（立つ）**鳥あとを濁さず ㉕キジも**鳴かずば**打たれまい ㉖雀**百**まで踊り忘れず ㉗舌の**根**の乾かぬうち ㉘櫛の歯が**欠**けたよう ㉙**天**災は忘れたころに**や**ってくる ㉚さく**ら**んぼは，山**形**県の名産です

5 漢字つめクロス（16，17ページ）

①

明	日			点	
	陰	口		消	火
役	者			防	
人		大	同	団	結
根	拠	地			婚
性			卒	業	式

②

目		明	日		朝
高	貴		常		食
	夫	婦	茶	碗	
美	人		飯		
術		理	事	会	
品		系		館	長

7 当て字クイズで脳トレーニング1（19～22ページ）

①あおだいしょう（青大将＝ヘビの名前） ②ふとりすぎ ③もの

わかれ　④こうえん（公園）　⑤ホンコン（香港＝中国の都市名）
⑥てんで話にならない　⑦しゃくにさわる男　⑧ながの（＝県名）
⑨山をかける（＝試験問題を推量すること）　⑩善は急げ

8　当て字クイズで脳トレーニング2（23ページ）

①ハイドン（＝「高い」は英語でhigh＋大砲の音"ドン"）　②モーツァルト　③ベートーベン　④ビゼー　⑤ブラームス　⑥ショパン　⑦ベルディ　⑧リスト

9　当て字クイズで脳トレーニング3（24, 25ページ）

①ひとで　②いるか　③かなりや　④あほうどり　⑤ランプ　⑥ピアノ　⑦バター　⑧ミイラ　⑨ビール　⑩ハリウッド　⑪スペイン　⑫ローマ　⑬スイス

10　漢字で脳トレーニング1（26, 27ページ）

①烏→鳥　②西→東　③古→枯　④綺→奇　⑤太→大　⑥格→覚　⑦多→大　⑧弱→若　⑨薄→白　⑩奏→泰　⑪勝→喝　⑫古→故　⑬妻→菜　⑭違→異　⑮政→成　⑯対→体　⑰白→薄　⑱関→石　⑲普→不　⑳不→付　㉑絵→会　㉒錬→廉　㉓雷→来　㉔若→弱　㉕麗→奮　㉖杓→酌　㉗会→合　㉘鉄→徹　㉙精→誠　㉚優→有　㉛語→言　㉜名→銘　㉝倉→創　㉞血→結　㉟滴→適　㊱細→砕　㊲太→多　㊳城→丈　㊴料→量　㊵特→得　㊶義→疑　㊷加→可

I　物忘れ・ど忘れの予防のための頭のトレーニング

11　漢字で脳トレーニング２　(28ページ)

①参考漢字：粒，粘，籵（デカメートル），計，訃，困，細，針，釦（ボタン），続，貼，員，朴（ホオ），呆，未，末，果，など

②参考漢字：仏，加，公，台，只，など

③参考漢字：左，右，占，外，佐，佑，など

※このほか漢和辞典で調べてみましょう。

12　漢字で脳トレーニング３　(29, 30ページ)

①
相　手　紙
　　王
　　本

②
　　本
薬　箱　庭
　　根

③
　　素
雨　足　軽
　　場

④
　　品
旅　行　事
　　先

⑤
　　新
干　人　名
　　格

⑥
　　脇
横　道　具
　　路

⑦
　　情
夜　景　品
　　気

⑧
　　入
山　口　座
　　論

⑨
　　敬
親　愛　情
　　読

13 数字クイズで脳トレーニング（31ページ）

① 10（前の数に3を加えた数）　② 88（長寿のお祝いの年齢。順番に，還暦，古稀，喜寿，傘寿，米寿，卒寿，白寿）　③ 3（小学校，中学校，高校，大学の通学年数）　④ 13（回忌）　⑤ 21（週間ごとの日数，7の倍数）

15 記憶のアウトプット（35ページ）

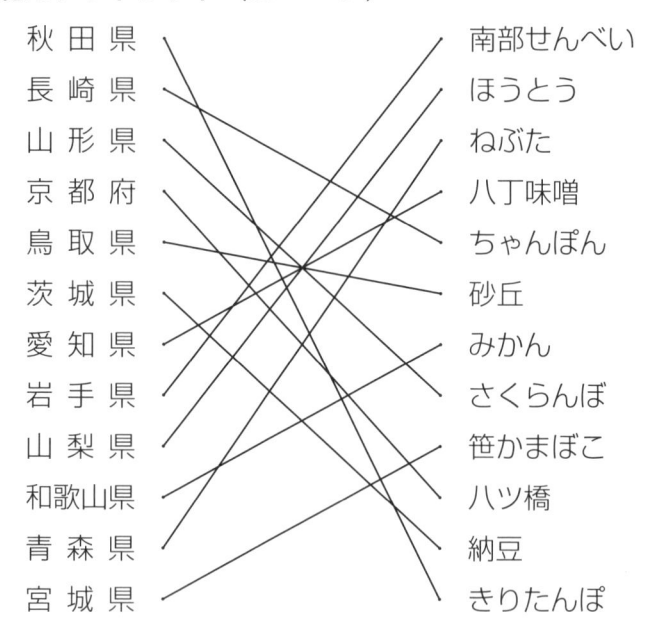

秋田県	きりたんぽ
長崎県	ちゃんぽん
山形県	さくらんぼ
京都府	八ツ橋
鳥取県	砂丘
茨城県	納豆
愛知県	八丁味噌
岩手県	南部せんべい
山梨県	ほうとう
和歌山県	みかん
青森県	ねぶた
宮城県	笹かまぼこ

Ⅱ
物忘れ・ど忘れの予防のための
手・指体操

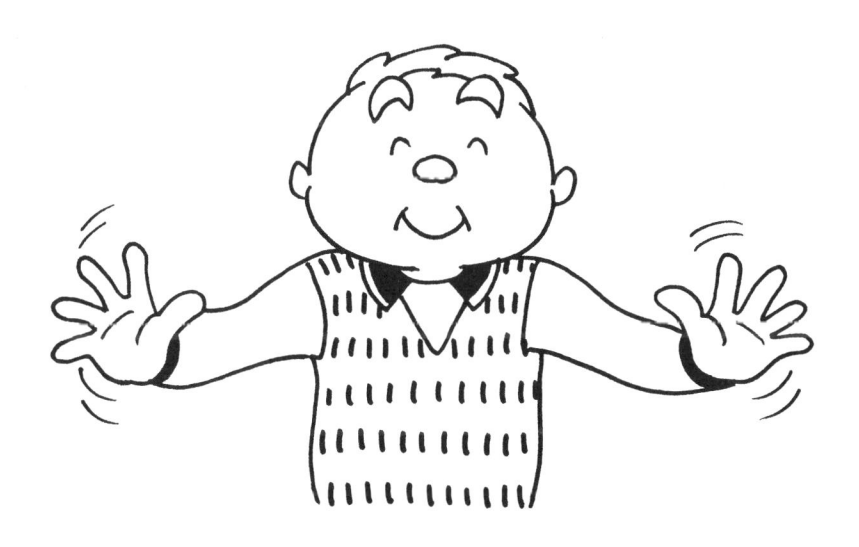

手や指を使うことによって，脳の働きと血行を活発にし，「物忘れ・ど忘れ」の解消と予防をはかります。

1 手と手首のストレッチ

● 進め方

① 両手を前に出し,「おいで, おいで」をするように手首を振ります。(2～3回)

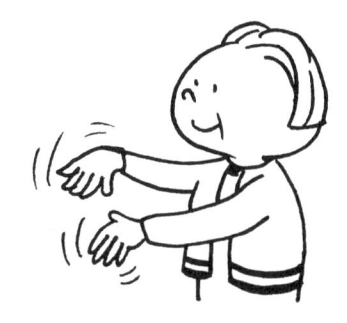

② その手首をぐるぐる回します。(2～3回)

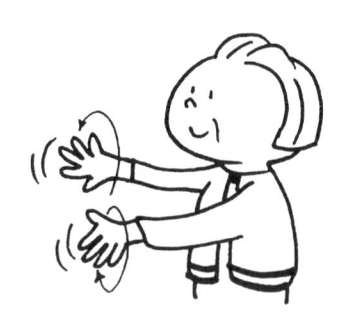

③ 次に,両手でクロールを泳ぐまねをします。(腕を肩から回します。2～3回ずつ)

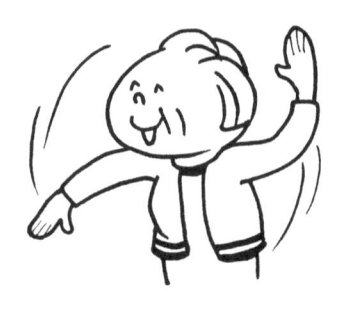

Ⅱ 物忘れ・ど忘れの予防のための手・指体操

④ 終わったら，左手は握りこぶし（グー）を作って胸につけ，右手は指を広げて（パー）前に出します。左右の手を入れ替えて，右手をグーにして胸につけ，左手をパーにして前に出します。これを1回として，2～3回行います。

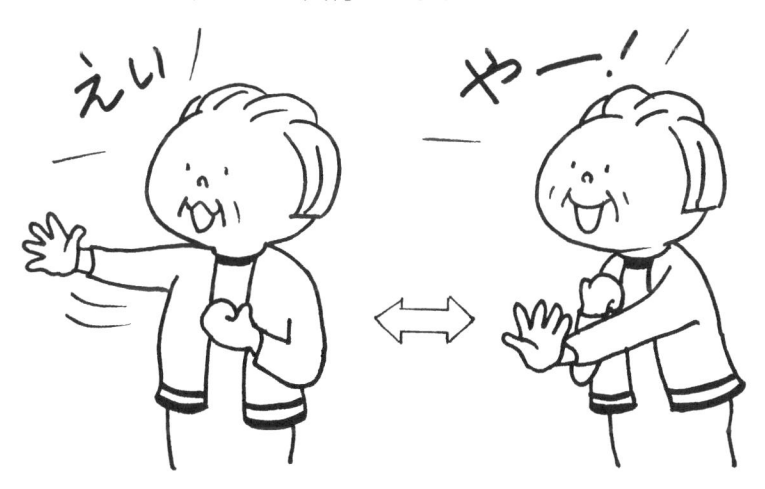

⑤ 最後は両手を組んで前に出します。その組んだ手を，手のひらが外向きになるように手首を返します。

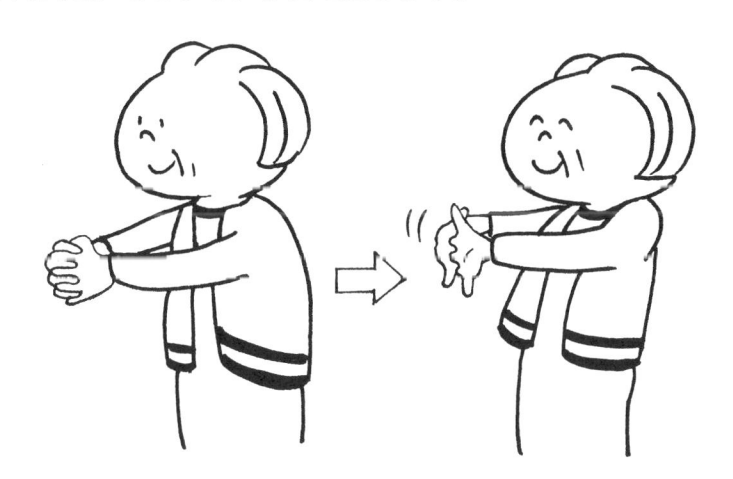

2 指のストレッチ

● 進め方

① 両手を広げ，左右の親指から小指まで，指を順に1本ずつ折り曲げて，ゲンコツを作ります。今度は小指から順に開いていきます。（2～3回行います。）

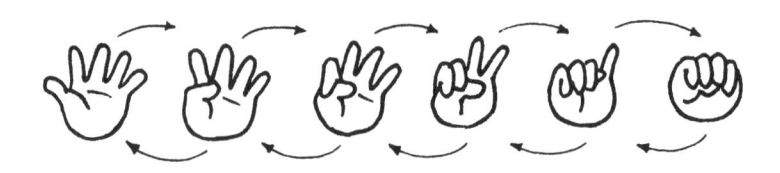

② 次に，両手を握り，まず人さし指を立てます。続いて中指，薬指，小指，親指を順に立てていきます。今度は逆の順序で，親指，小指，薬指，中指，人さし指を折っていきます。（これを2～3回行います。）

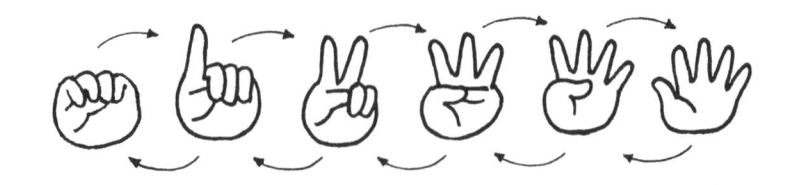

歌を使って

何でもよいのですが，短い童謡（例えば「春がきた」）をうたいながら次の動作を繰り返し行います。

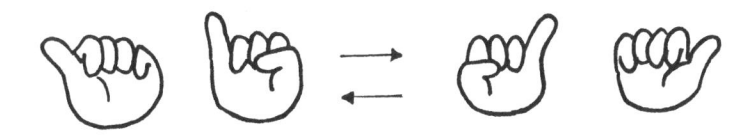

Ⅱ　物忘れ・ど忘れの予防のための手・指体操

左手は親指，右手は小指を立てる　　左手は小指，右手は親指を立てる

目を閉じて指先を合わせる

① 両腕を広げて，両手の人さし指を立てます。
② 目を閉じて，左右の人さし指の先を合わせます。
※１回ではうまく合わせられません。２回目は，神経を集中して，ゆっくりとやってみるとできます。
③ 人さし指でできるようになったら，親指，中指，薬指，小指と，指を替えて行います。
④ 次に，身体の後ろ（背中側）で指先を合わせてみましょう。

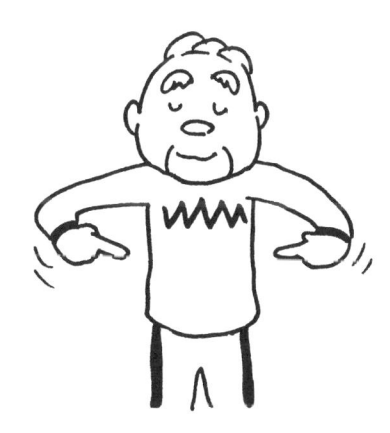

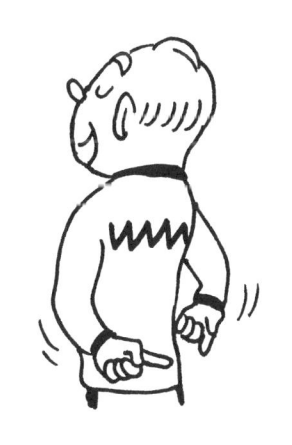

3 あっち向いてホイ！

● **用意するもの**

なし

● **あそび方**

このあそびは2人で行います。
① ジャンケンをします。

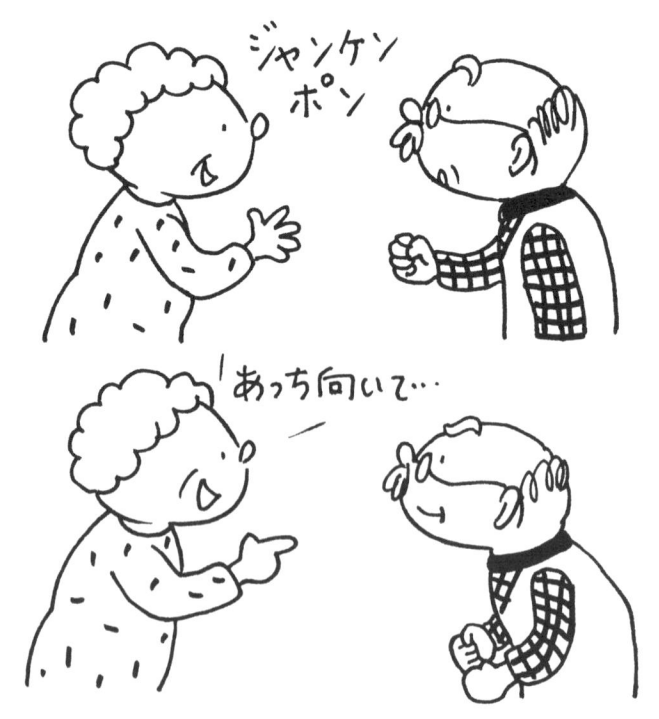

② 勝った人は「あっち向いてホイ！」のかけ声とともに，人さし

II 物忘れ・ど忘れの予防のための手・指体操

指で上・下・左・右のどこでも好きな方向を指さします。
③ 負けた人は，勝った人のかけ声と同時に，顔を上・下・左・右のいずれかの方向に向けます。

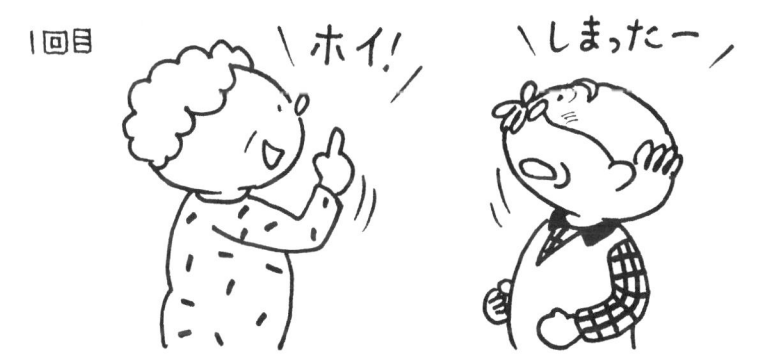

1回目　ホイ！　しまったー

④ 指さした方向に顔を向けたら負けです。

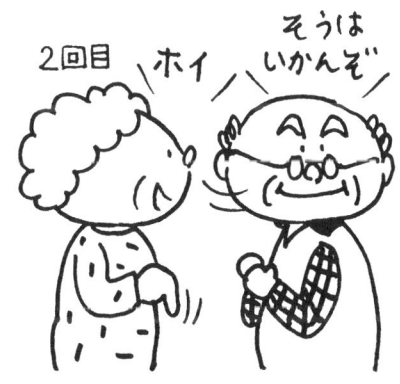

2回目　ホイ　そうはいかんぞ

＊留意点＊

敏捷性と判断力を養う効果があります。
　指さす人も，顔を向ける人も，なるべく「あっち向いてホイ！」の「ホイ」ですばやく動くようにします。
　はじめは指につられて指さす方向を向いてしまいますが，10回ほど繰り返すと，だんだんと負けないようになってきます。

4 コインビルディング

● 用意するもの

10円硬貨と100円硬貨を合わせて30枚ほど

● あそび方

　1人でもあそべますが，手伝ってくれる相手がいるといいです。
① テーブルの上に，30枚の硬貨をバラバラに置きます。
② 「はじめ」の合図で，30秒以内に何枚の硬貨を積み重ねることができるでしょうか。
　ただし，同じ硬貨ばかりではなく，違う硬貨も入れて重ねることを条件とします。

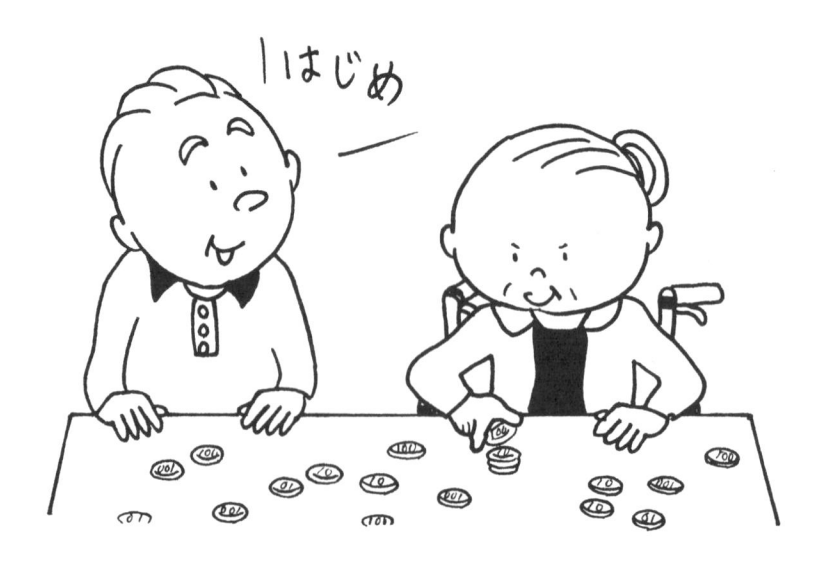

Ⅱ　物忘れ・ど忘れの予防のための手・指体操

③　終わったら，交替します。どちらが高く積み重ねることができたかを競います。

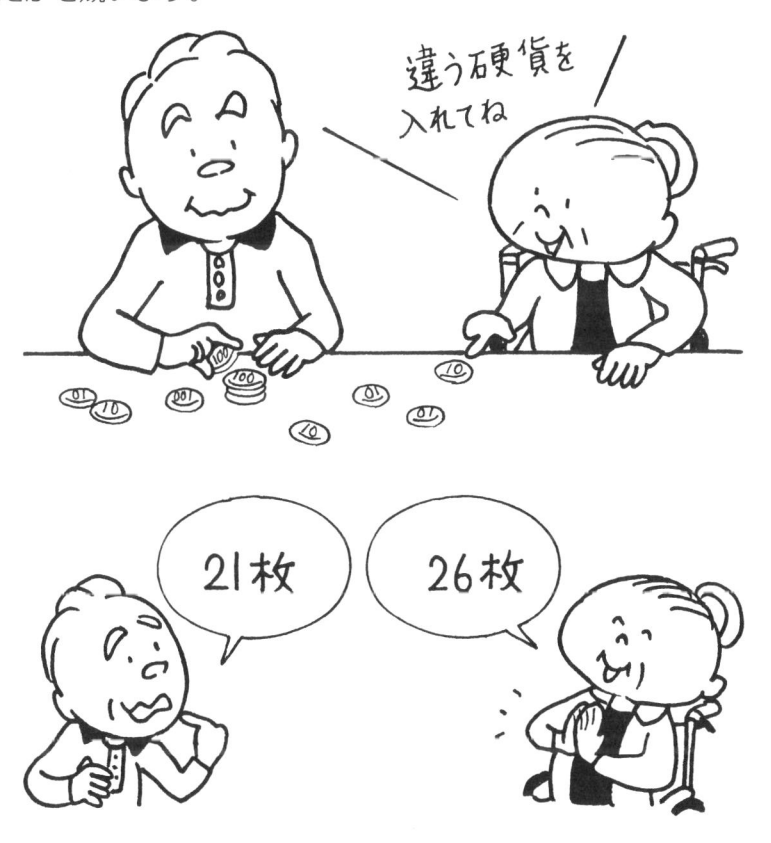

違う硬貨を入れてね

21枚　　26枚

✦留意点✦

基本的には速さを競うことよりも，親指と人さし指で硬貨をつまんできれいに積み重ねることを考えましょう。

指先を器用にし，脳の血行をよくする効果があります。

5 手さぐりでコインを当てろ！

● 用意するもの

10円硬貨10枚，100円硬貨10枚

● あそび方

1人でもあそべますが，手伝ってくれる相手がいるといいです。

① テーブルの上に，10円と100円の硬貨をバラバラに置きます。
② ゲームをする人は，10円硬貨を1枚つまみ，その感触を覚えます。同じように100円硬貨も覚えます。
③ ゲームをする人は目かくしをします。「はじめ」の合図で，1分以内に，なるべく1000円に近い金額になるように10枚の硬貨を選びます。
④ 「やめ！」の合図で，その合計を見てみましょう。いくらになりましたか。

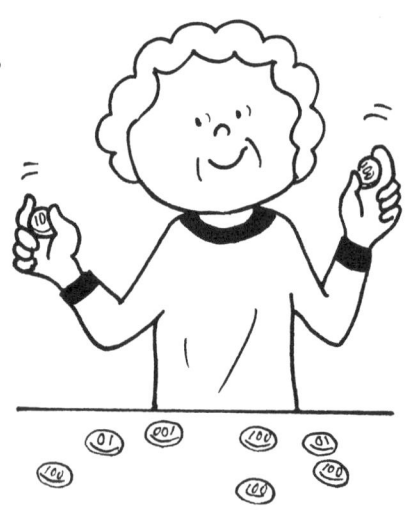

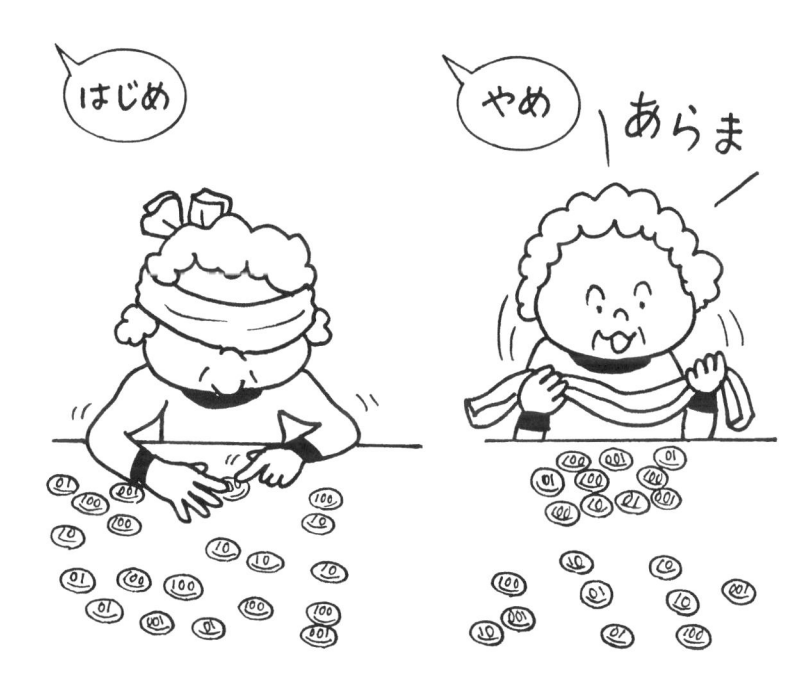

Ⅱ　物忘れ・ど忘れの予防のための手・指体操

⑤　今度は，交替して行います。どちらが1000円に近かったか，勝負しましょう。

> ＊留意点＊
>
> 　2回目は，100円硬貨だけをつまんで感覚を覚え，同じように挑戦してみると，1000円になる確率が高くなります。
> 　それは，100円硬貨の感触を脳がインプットするからです。ですから，その100円硬貨の感触と違うものは除けばよいのです。
> 　指先の感覚を養う効果があります。

6 ひとりジャンケン

● **用意するもの**

なし

● **あそび方**

① 両手を使ってジャンケンをします。左右の手で出したものが必ず別々になるようにします。

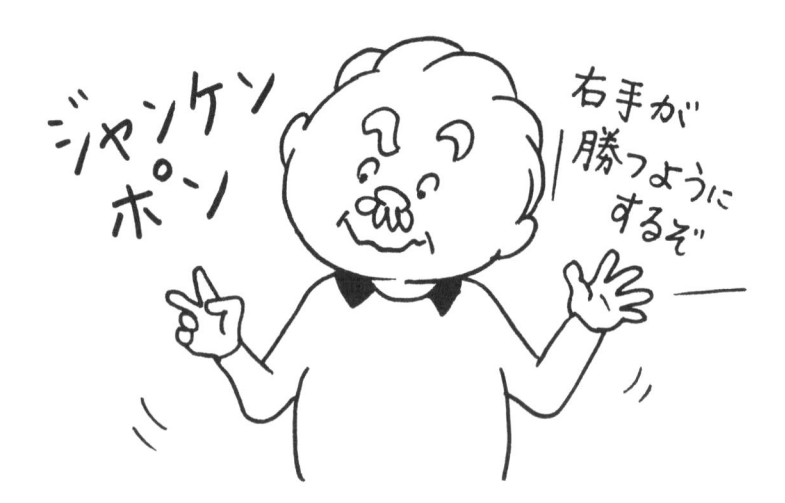

② 今度は，必ず右手が勝つようにします。5回連続で勝つようにしましょう。

③ 次に，必ず左手が勝つようにします。5回連続で勝つようにしましょう。

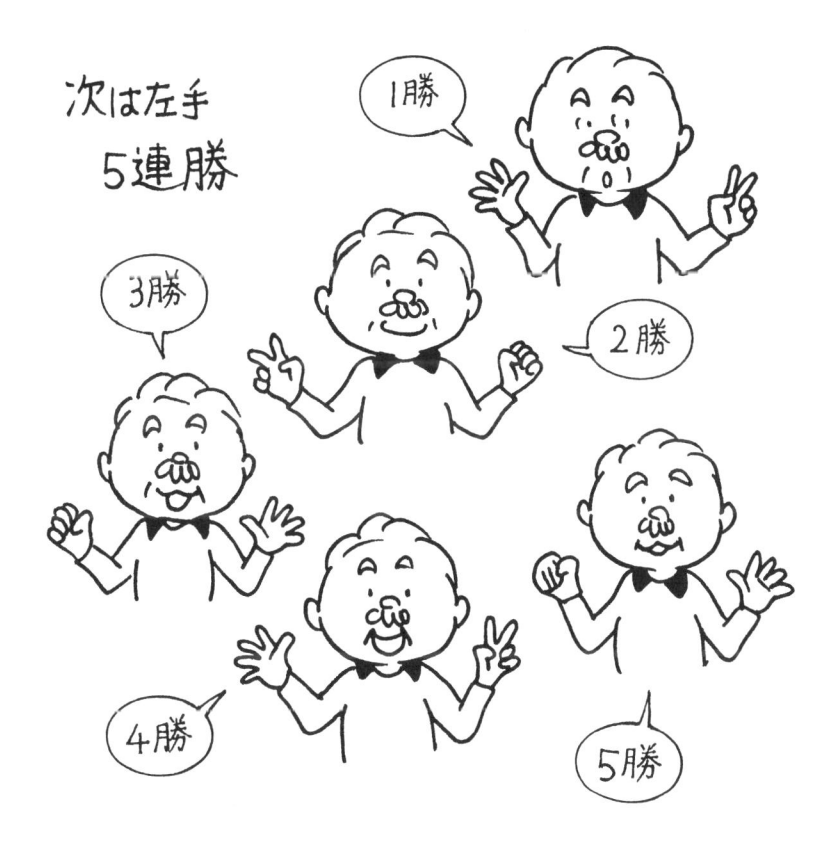

Ⅱ　物忘れ・ど忘れの予防のための手・指体操

次は左手
5連勝

1勝
2勝
3勝
4勝
5勝

留意点

　はじめは自分で「ジャンケン，ポン」といって行いますが，すぐには「グー」が出ません。「グー」が出るようにしましょう。
　また，②の必ず右手が勝つ，③の必ず左手が勝つ，というのは瞬間的にはなかなか難しいですが，それが脳の血行をよくします。

7 歌ジャンケン

● **用意するもの**

テーブル，キャラメル，あめ，ガム，チョコレート

● **あそび方**

① 2人がテーブルをはさんで向き合って座ります。テーブルの上には，上記のあめやガムなどをバラバラに置きます。

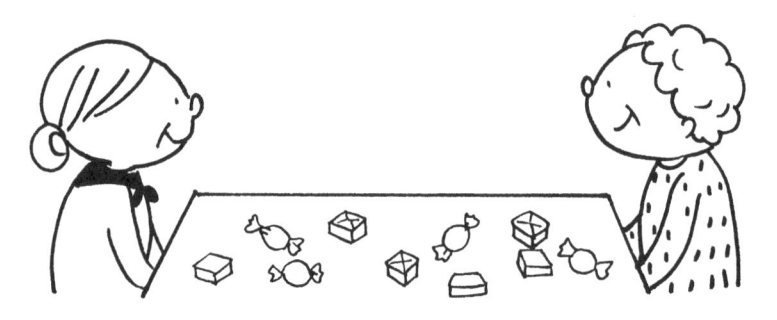

② 2人で手をたたきながら，わらべうたの「あんたがたどこさ」をうたい，「さ」のところでジャンケンをします。

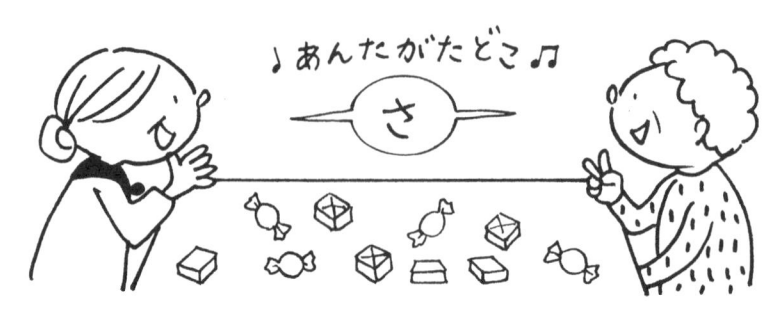

Ⅱ　物忘れ・ど忘れの予防のための手・指体操

③　勝った人が，テーブルにあるものを1つだけ取ります。

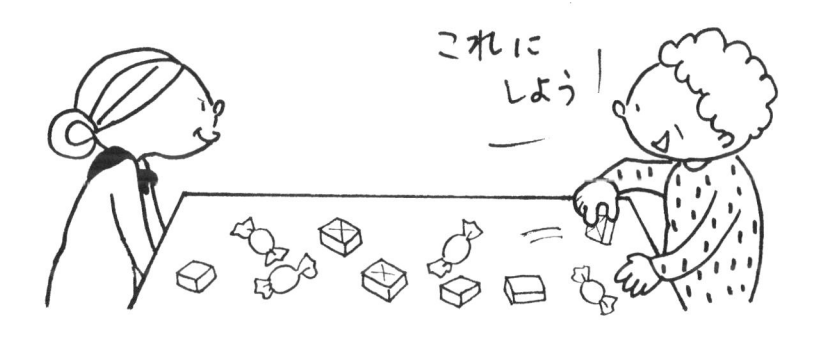

これにしよう！

④　さあ，どっちが多く取ったでしょう。数の多いほうが勝ちです。

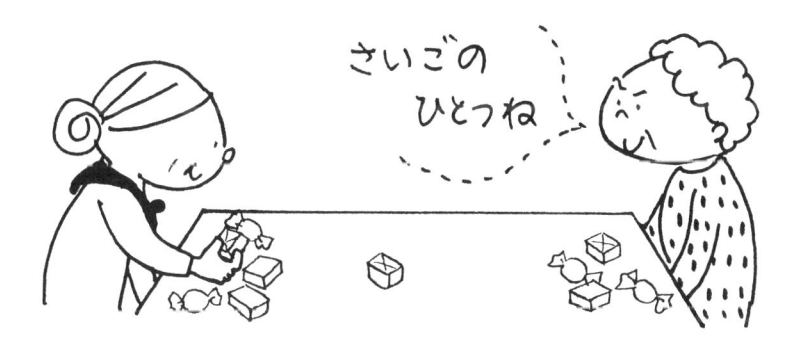

さいごのひとつね

留意点

　勝った人のみ権利があります。あいこや，負けの人は取れません。

　家族の人と一緒にすると，もっと楽しいでしょう。

　手先を使うことと，判断力を養う効果があります。

59

8 トンネル，ほれほれ 1

● 用意するもの

なし

● あそび方

① 2人が向き合います。
② 1人は軽く手を握り，両手を並べて望遠鏡のような筒を作ります。
③ もう1人は「トンネル，ほれほれ」といいながら，この握った手の穴の両側から自分の両手の人さし指を入れたり出したりします。

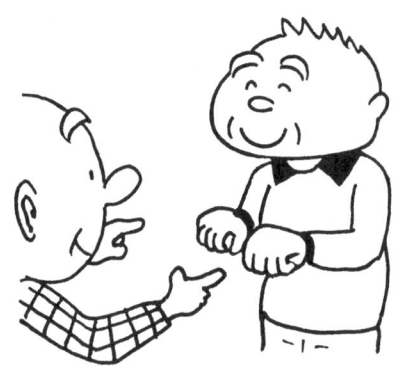

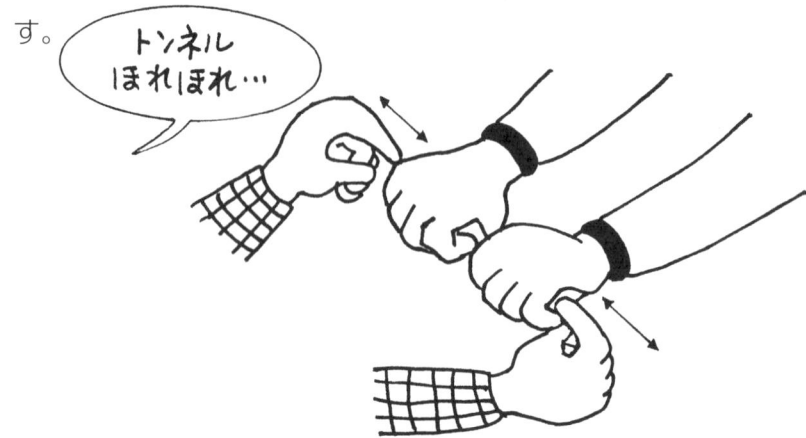

Ⅱ　物忘れ・ど忘れの予防のための手・指体操

④　トンネルをほっている人が「できた！」といって，人さし指を穴から抜きます。同時にトンネル役の人は，指を抜かれないように両手をギューッと握り締めます。

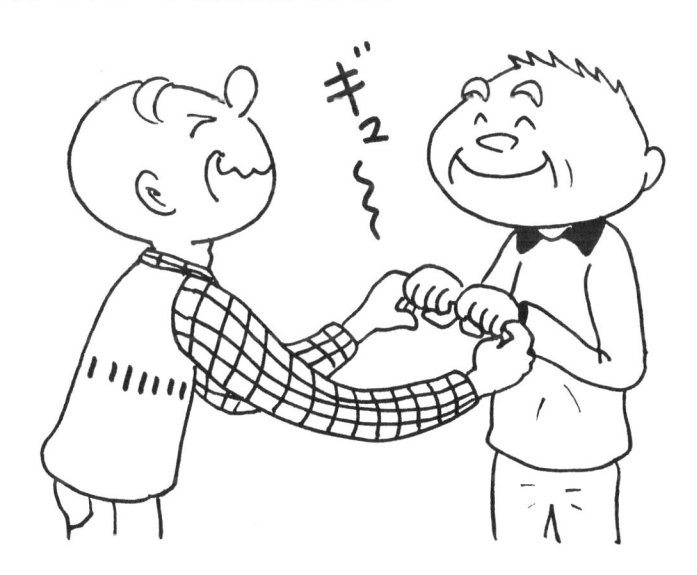

⑤　さあ，うまく逃げられたでしょうか。つかまってしまったでしょうか。
　　つかまえた人はトンネルをほる人に，つかまえられた人は手でトンネルを作り，交替してあそびます。

＊留意点＊
　指先の運動と，敏捷性を養うことで，脳の血行をよくする効果があります。

9 トンネル，ほれほれ 2

● **用意するもの**

トイレットペーパーの芯 1 個

● **あそび方**

①　2人が向き合います。

②　1人は片手で使い終わったトイレットペーパーの芯を持ち，もう一方の手は人さし指を立てて握ります。左右の手の高さをそろえて前に出します。そして，目をつぶります。

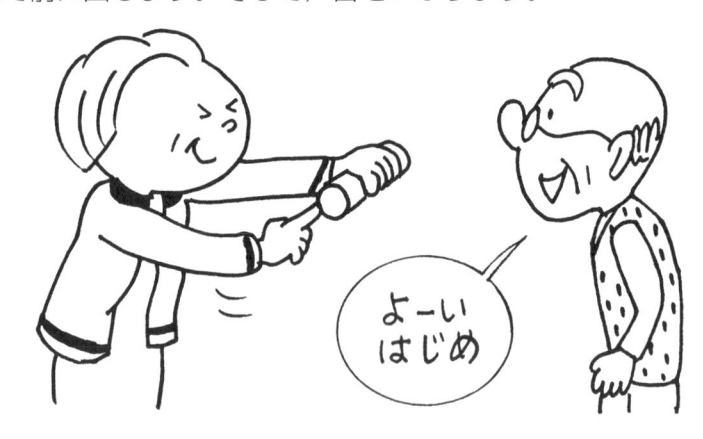

③　もう1人は審判です。審判は「よーい，はじめ」と合図を出します。トイレットペーパーの芯を持った人は，目をつぶったまま人さし指を芯の穴に通します。これを5回続けます。

④　はたして何回うまく芯の穴に通したでしょう。

Ⅱ　物忘れ・ど忘れの予防のための手・指体操

⑤　交替して，どちらが多く穴に指を入れたかを競います。

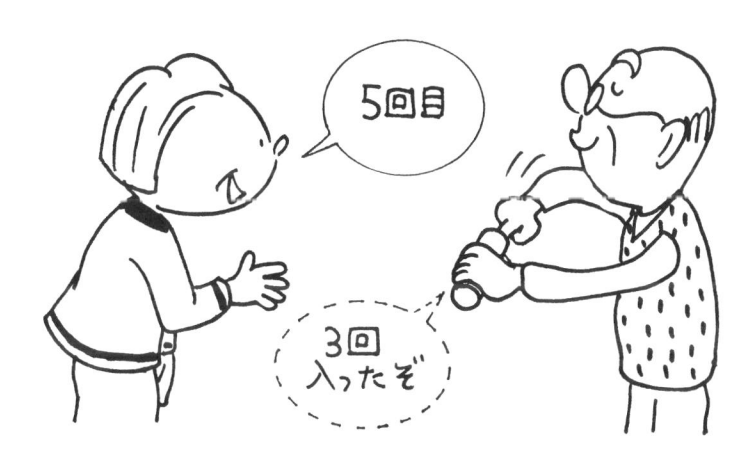

⑥　次に，この動作を背中側で行います。

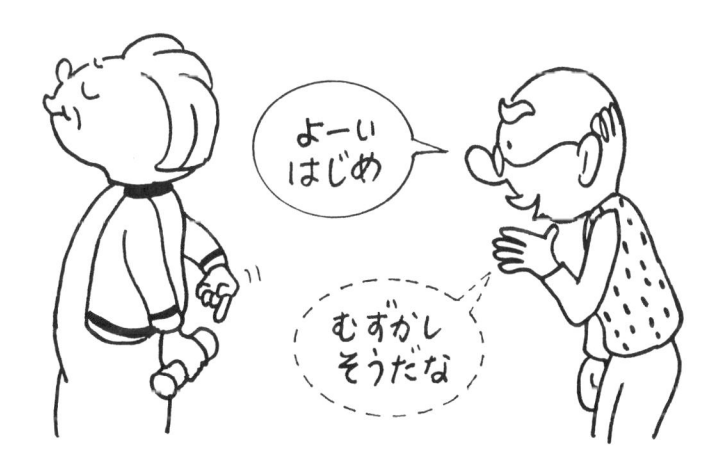

　　　　　　　　＊留意点＊
　　指先への集中力，感覚，判断力を高める効果があります。

10 ジャンケンカード取り

● **用意するもの**

トランプ

● **あそび方**

① トランプを裏にしてバラバラに置きます。そのトランプをはさんで、2人が向き合います。

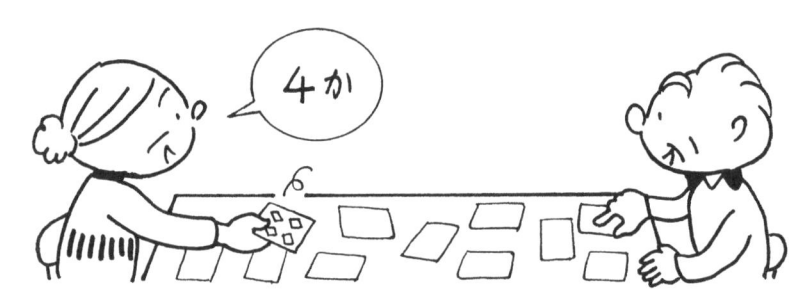

② ジャンケンをして、勝った人から、ふせてあるトランプの1枚をめくり、表にします。続いて負けた人も同じようにめくります。

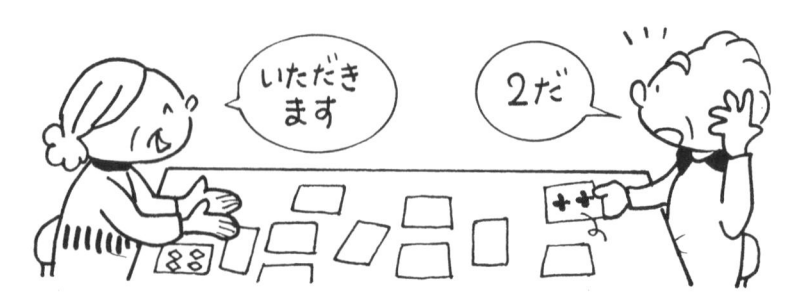

Ⅱ 物忘れ・ど忘れの予防のための手・指体操

③ めくったカードの数字が大きい人のほうが勝ちで，めくった2枚のカードをもらいます。カードが同じ数の場合は，元のようにカードを裏にします。

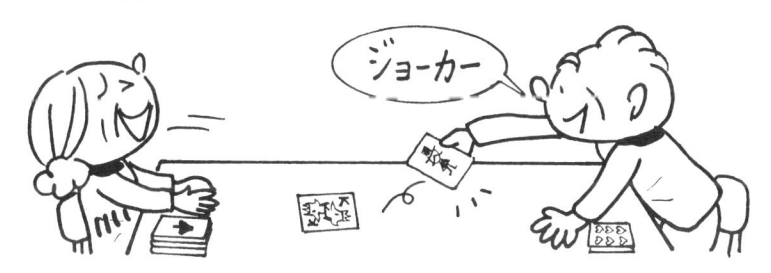

④ こうしてカードを集めますが，ジョーカーを出した人は，その時点で，相手の持っているカードを全部もらうことができます。

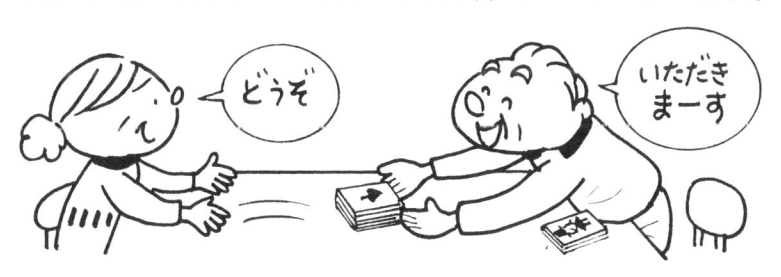

⑤ はたして，どちらが多くのカードを集めることができたでしょうか。

留意点

3回勝負をして，2勝した人の勝ちとします。

指先の運動，判断力，記憶力を養うことで，脳の働きを活発にします。

11 ハンカチ取りジャンケン

● **用意するもの**

ハンカチ1枚

● **あそび方**

① 2人が向き合って座ります。2人の間にハンカチ1枚を広げて置きます。

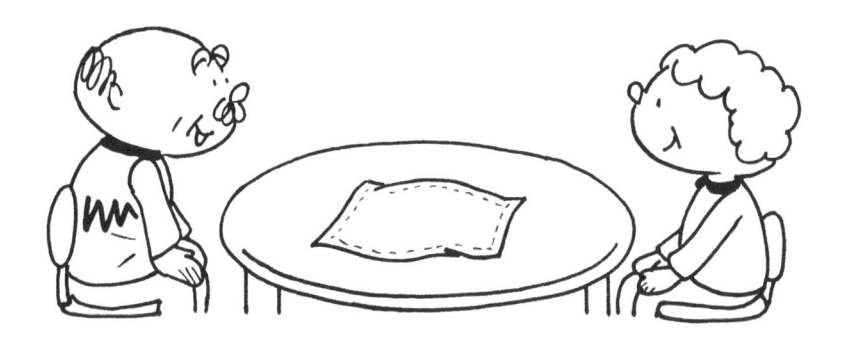

② 「最初はグー。ジャンケン，ポン！」といって，ジャンケンをし，勝った人はサッとハンカチを取ります。負けた人はハンカチを取られないように押さえます。

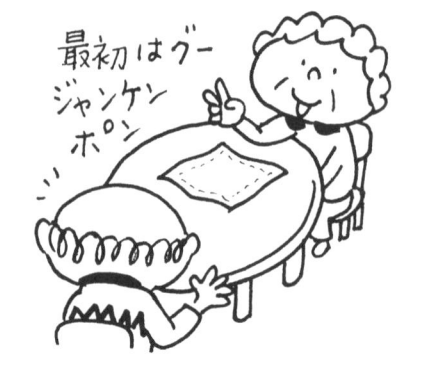

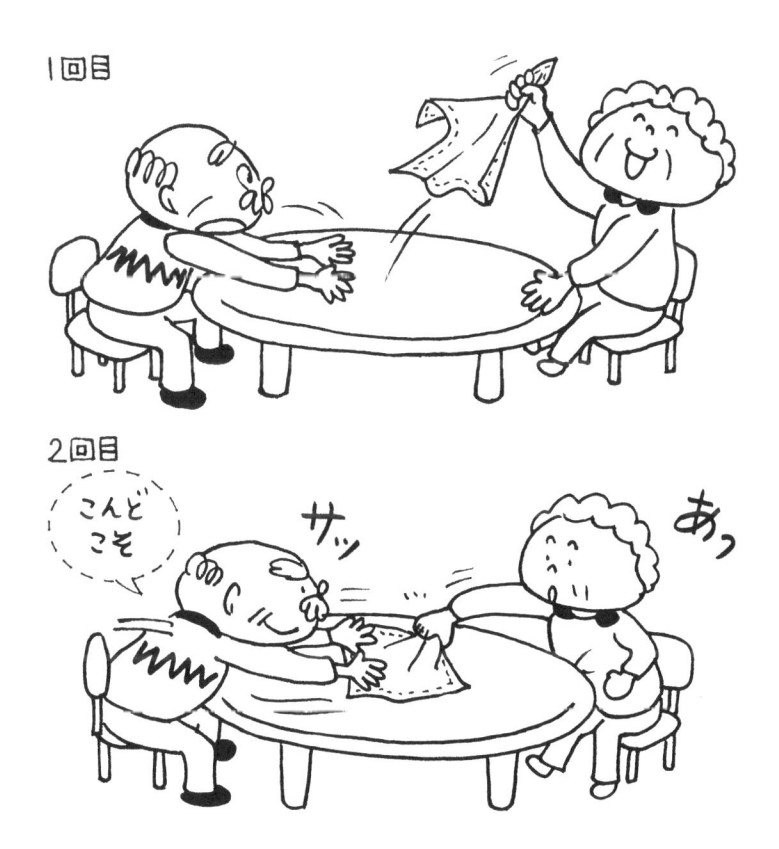

Ⅱ 物忘れ・ど忘れの予防のための手・指体操

1回目

2回目
こんど
こそ
サッ
あっ

③ さあ，どちらがはやいか，3回勝負です。はじめに2回ハンカチを取った人が勝ちです。あいこの場合は，もう1回やり直しです。

＊留意点＊

ジャンケンに勝った人は，負けた人が押さえているハンカチを，むりやりに取らないでください。
指先の運動と，敏捷性を養います。

12 大豆つまみ競争

● 用意するもの

（参加者2人分）紙皿4枚，大豆20粒くらい，箸2膳

● あそび方

① 自分の目の前に紙皿を2枚置きます。
② 1枚には大豆を10粒ほど入れておきます。
③ 参加者は，「はじめ」の合図で，箸を使って大豆を空の紙皿に1粒ずつつまんで移します。30秒でいくつ移したかを競います。

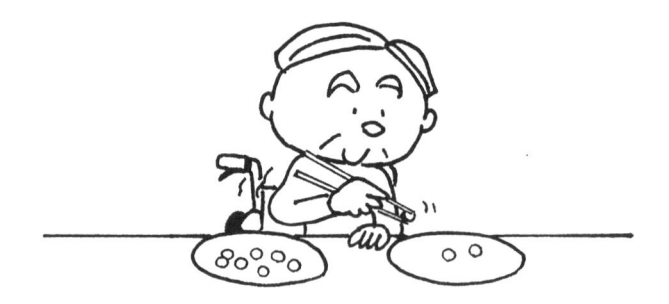

＊留意点＊

　このあそびは，麻痺の回復ストレッチとしてよく行われるものです。
　全部移すのに何秒かかったか競うのもよいでしょう。
　指先への集中力が，脳を刺激します。

Ⅲ
物忘れ・ど忘れの予防のための
身体を使ったゲーム体操

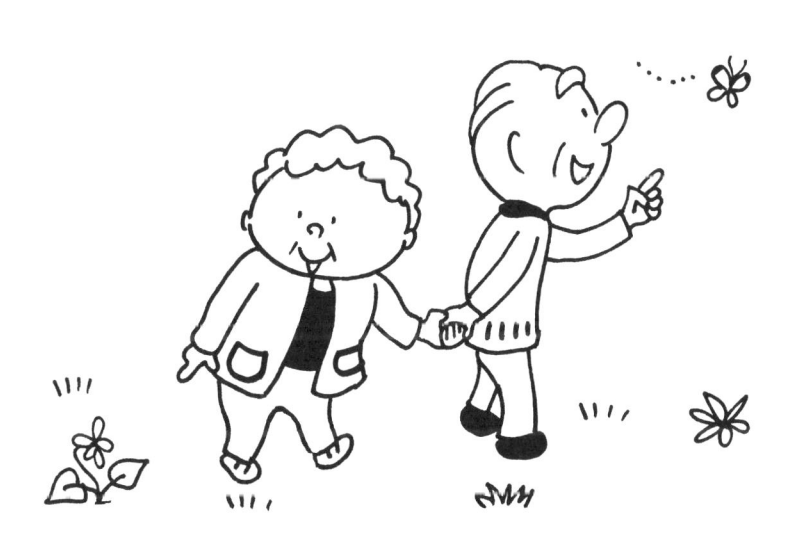

運動することで脳を刺激して，物忘れ・ど忘れを防ぎ，心身の健康につながります。

1　深呼吸運動

まず，身体を動かす前に，深呼吸をしましょう。

ゆっくりと大きく呼吸をして，酸素を十分に脳に送り込みます。
　そうすることで脳内の神経細胞が活性化し，脳の老化防止につながります。

　酸素をいっぱい送り込むには，十分に肺の中の空気を吐き出します。
　そうすれば肺が空になり，吸った新しい空気が入ってくるというわけです。

　ゆっくり吐いて，十分に吸ってください。

● **用意するもの**

なし

留意点

　できれば，吸うとき「いーち」といい，吐くとき「にーい」とかけ声をかけます。
　最低5回以上はしないと効果が出ません。

Ⅲ 物忘れ・ど忘れの予防のための身体を使ったゲーム体操

● 進め方

① 両手を下腹に当て，ゆっくりと息を吸い込み，口から長くゆっくりと息を全部出します。

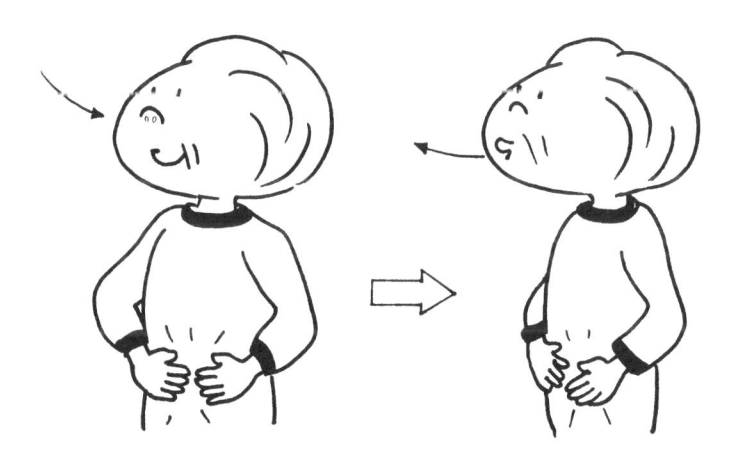

② 両腕を左右に開きながら，鼻でゆっくりと息を吸い，今度は手を身体の前に戻しながら，口からゆっくりと吐き出します。

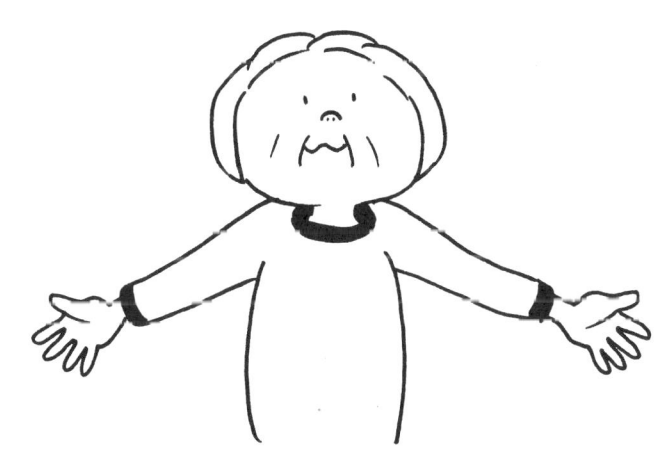

2 ウォーキングで脳を若く保つ

　ウォーキングはただ歩くのではなく，好きな所を，好きなように歩きます。

　「よし，これから散歩に行こう」と気負わずに，行きたいと思ったら行けばいいのです。

　人と出会ったら立ち止まってお話をしたり，めずらしい物を見つけたら「なんだろう」と人に聞いたり，風に吹かれたり，木に触ったりして，歩くだけで五感に刺激を受け，脳によい影響を及ぼします。

　ウォーキングは酸素を取り込む有酸素運動ですから，新鮮な酸素が脳に送り込まれ，脳の働きを活発にします。

● **用意するもの**
ウォーキングシューズ各自1足

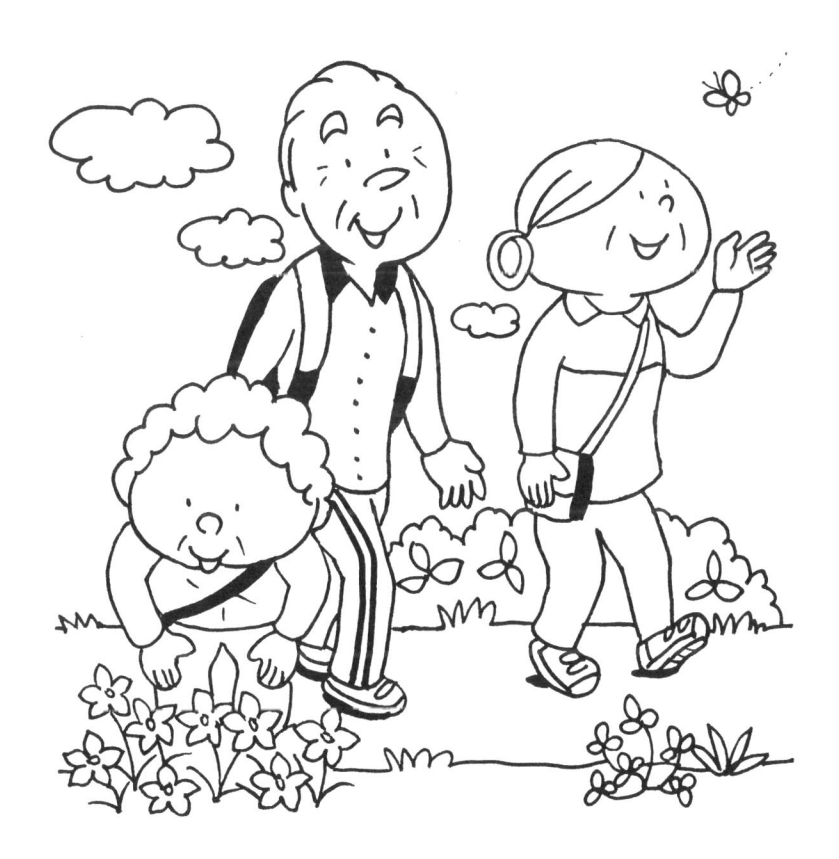

Ⅲ 物忘れ・ど忘れの予防のための身体を使ったゲーム体操

＊留意点＊

　理想としては毎日5000～10000歩ですが，大切なのは，毎日続けることですので，無理のないスケジュールでやってみましょう。

　1人で歩くより仲間と一緒に歩くほうが，より楽しく，効果も上がります。

3 身体のバランスチェック1

● 用意するもの

なし（まわりの物をかたづけておきます。）

● 進め方

① 右足でも左足でもいいですが，片足で立ち，両手を水平に広げ，目をつぶります。
② どのくらい片足で立っていられるか，時間を計ってみましょう。
③ 3回やってみて一番長かったのはどのくらいでしょうか？

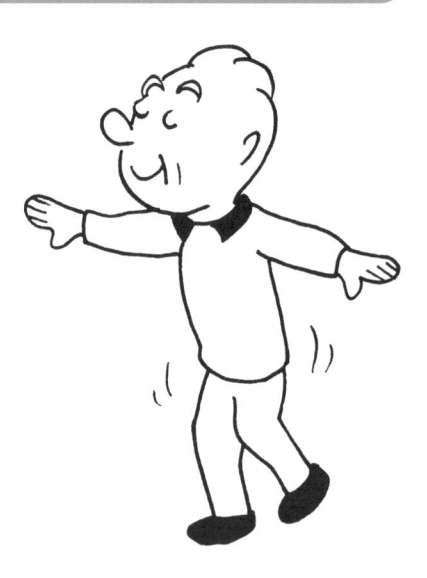

留意点
集中力と平衡感覚を養う効果があります。

Ⅲ 物忘れ・ど忘れの予防のための身体を使ったゲーム体操

4 身体のバランスチェック2

● **用意するもの**

なし（まわりの物をかたづけておきます。）

● **進め方**

① まず，普通に立ちます。
② 次に目をつぶり，同じ場所でゆっくりと3回回ります。
③ 止まって，音や風や雰囲気で自分が向いている方向を当てます。

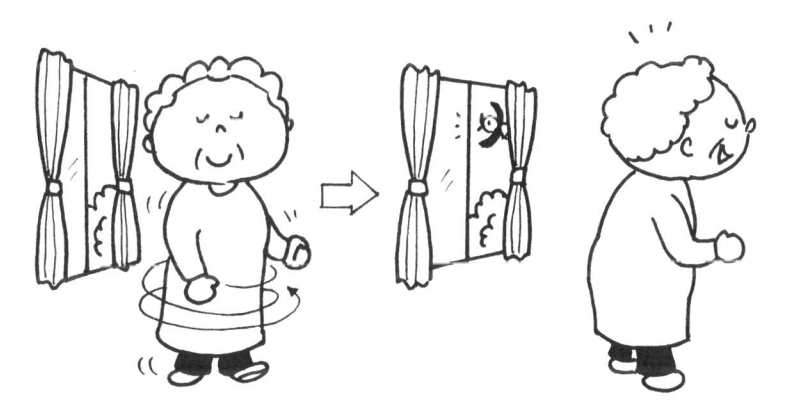

＊**留意点**＊

　はじめに目を開けて立ち，立っている位置の方角を確認してから行います。
　集中力と方向感覚をつける効果があります。

5 鏡に向かってスウィング

● 用意するもの

全身が映る大きな鏡

● あそび方

① 鏡に向かって野球やゴルフのスウィング（素振り）をします。同じスウィングだけではなく，さまざまなスウィング（大きく振る，小さく振る，力強く振る，軽く振るなど）をしてみます。
② バッティングの場合は飛んできたボールを想像して，ゴルフの場合はボールの行方を想像してスウィングをします。

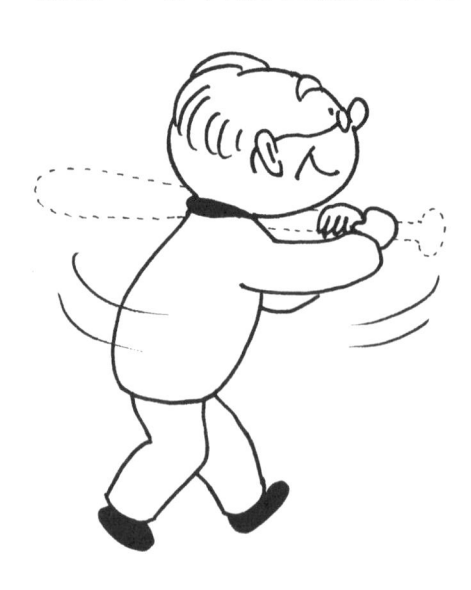

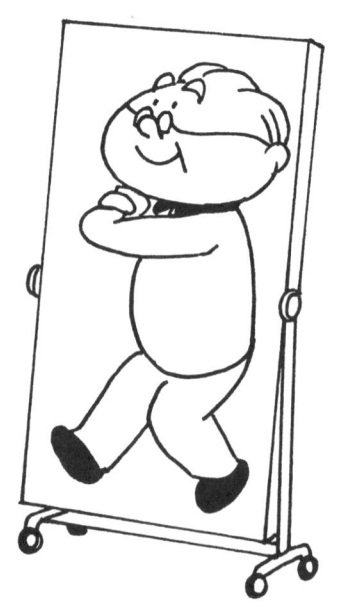

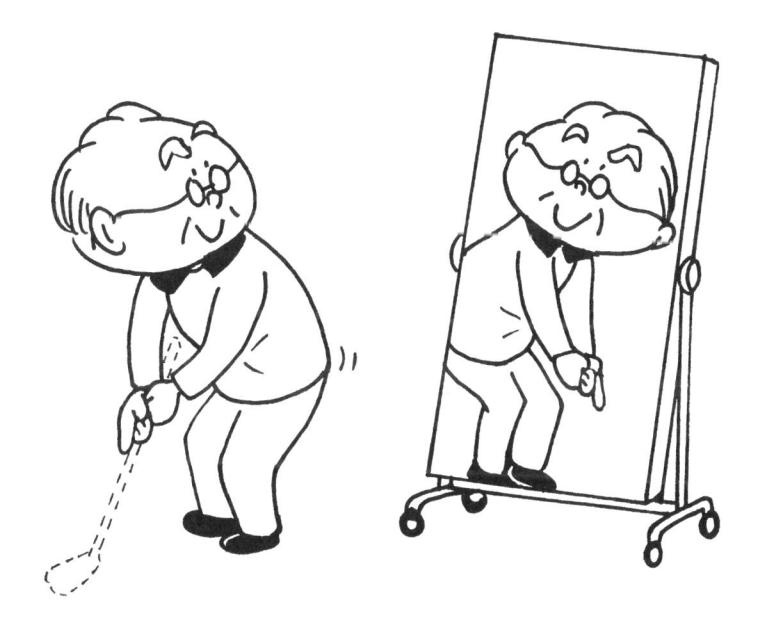

Ⅲ　物忘れ・ど忘れの予防のための身体を使ったゲーム体操

留意点

　そこにないボールを想像してスウィングをします。
　想像したボールを打つ集中力，ボールの飛んだ方向を想像する方向判断想像力がつく効果があります。
　手には何も持たずに行います。バットやクラブの代わりになるもの（例えば新聞を棒状に巻いたもの）を持って行うときは，まわりに人や物がないことを確認してから行いましょう。

6 紙くず玉入れ

● 用意するもの

手鏡，紙くず入れ，新聞紙数枚

● あそび方

① 新聞紙を丸めて，5つぐらいの紙ボールを作り，机の上に置きます。

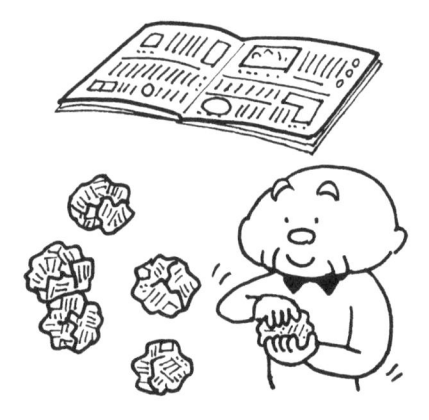

② その机から2メートル離れた所に，紙くず入れを置きます。

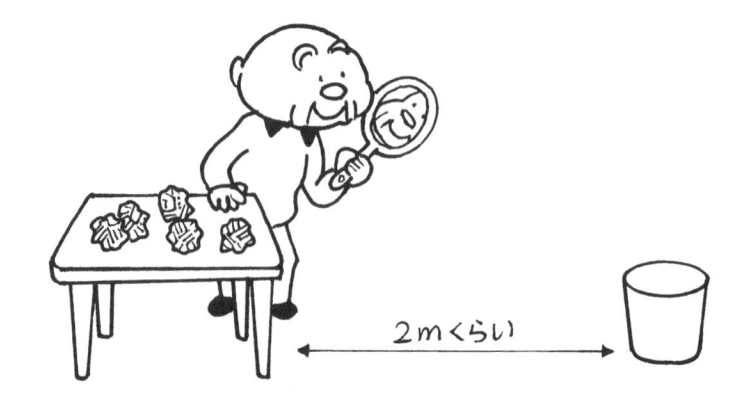

2mくらい

Ⅲ　物忘れ・ど忘れの予防のための身体を使ったゲーム体操

③　机のそばに，紙くず入れを背にして，片手に手鏡を持って立ちます。
④　手鏡に後ろ（背中側）の紙くず入れを映しながら，もう一方の手で机の上の紙ボールをつかみ，投げ入れます。

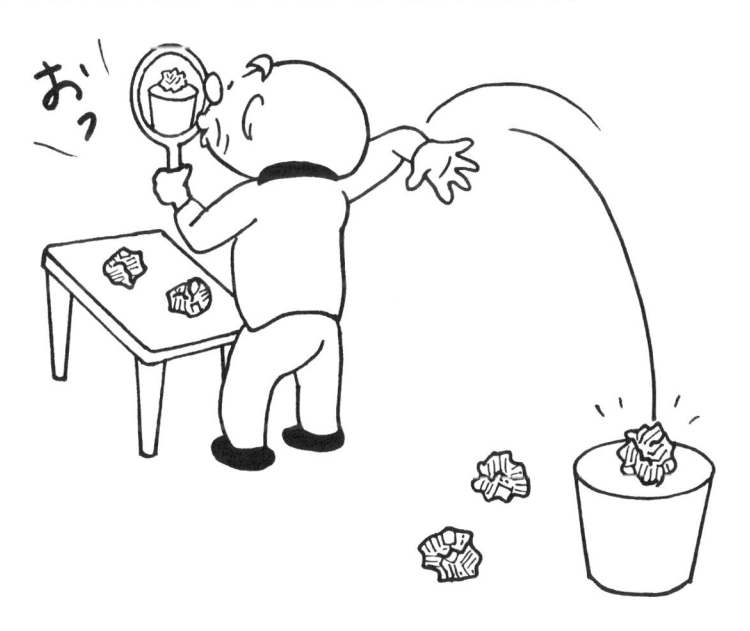

⑤　はたして，いくつ入るでしょうか。

＊留意点＊
　３回ほどやってみて，いくつ入るか，試しましょう。
　集中力，判断力，視野を広げる，投げる手の運動などに効果があります。

7 ほこりとり体操

● 用意するもの

なし

● あそび方

① 2人1組になります。
② はじめは1人で、トントントンとリズムをとりながら、両手で頭から顔、肩、胸、腹、腰、太もも、足のすね、足首の順に、ほこりをはらうようにたたいていきます。

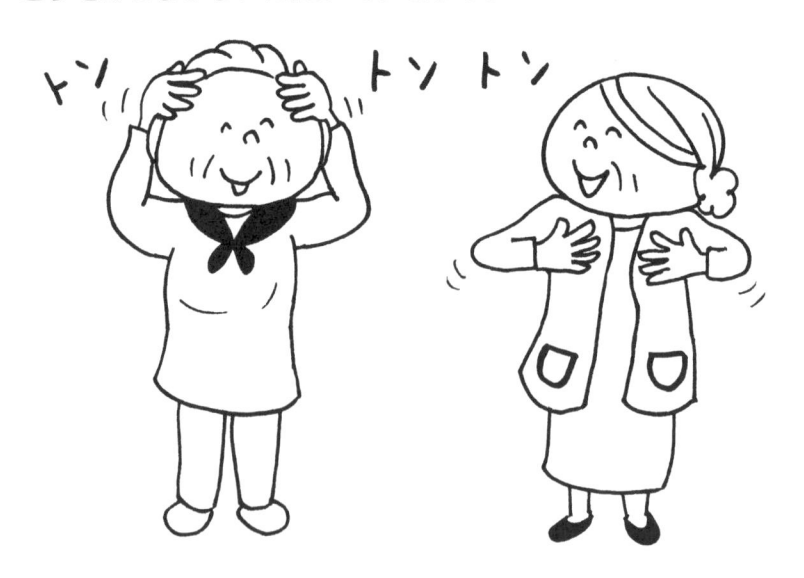

③ 次は逆に、足首から頭へたたいていきます。

Ⅲ　物忘れ・ど忘れの予防のための身体を使ったゲーム体操

④　今度は2人で行います。1人は背中を向け，もう1人はその背中を首，肩，背中，腰とたたいていきます。そして逆に，腰から首へとたたきます。

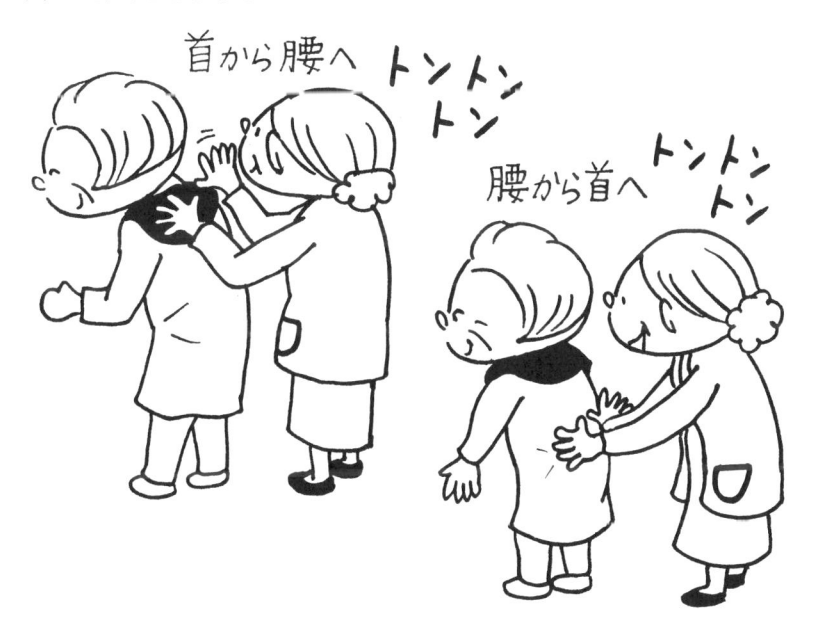

首から腰へ　トントントン

腰から首へ　トントントン

⑤　交替して行います。

留意点

　トントントンとリズムよく，強すぎないようにあまり力を入れずにたたき合いましょう。
　身体の表裏全体をたたき伸ばすことで，血行がよくなり脳の血流もよくします。

8 紙切りあそび

寄席（よせ）の芸「紙切り」を1人でやります。

● 用意するもの

更紙（ざらがみ）（広告チラシなどでもよい），ハサミ，ボールペン

● あそび方

① まず，更紙に簡単な絵を描きます。
② 次に，ハサミを持って，絵の形に沿って切っていきます。2枚目からはだんだんと難しい絵を描き，切っていきます。（例えば，「星」の絵から「自動車」の絵へ）

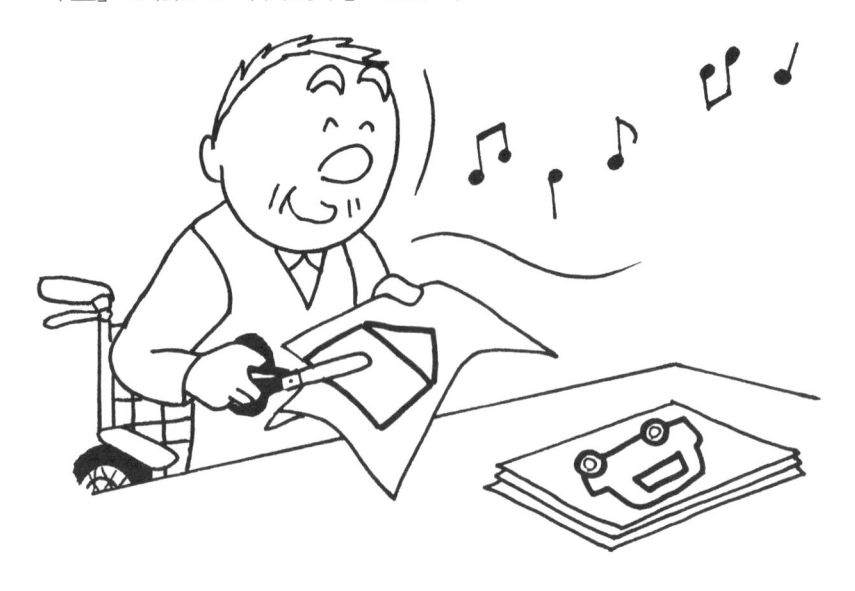

Ⅲ　物忘れ・ど忘れの予防のための身体を使ったゲーム体操

③　できるようになったら，絵の輪郭だけを切るのではなく，切り込みも作っていきます。「自動車」だったら，窓やタイヤなどを切り抜きます。

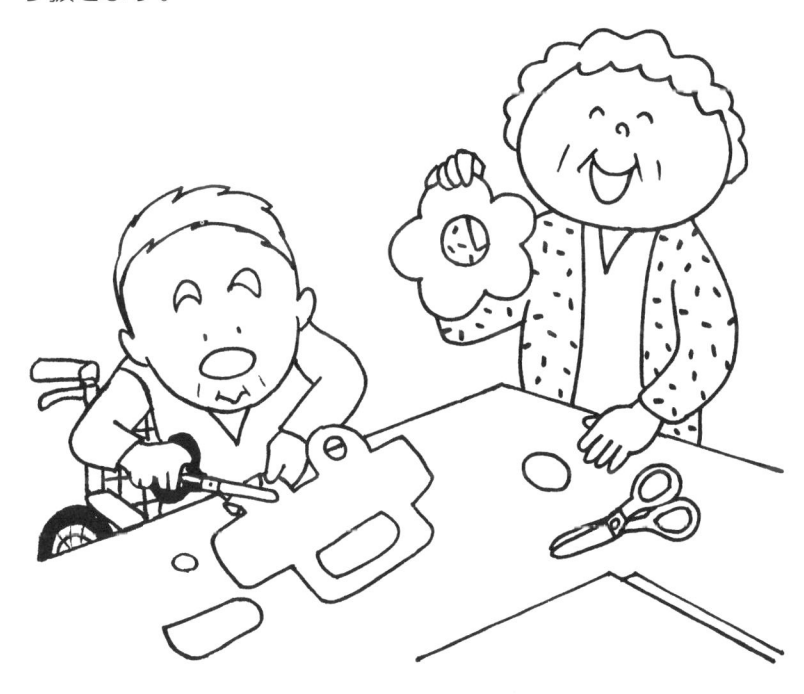

＊留意点＊

　歌をうたいながら，また，上半身を軽く動かしながら，楽しく切っていきましょう。
　創造力，集中力，繊細なことをする指先の運動など，脳の血行をよくする効果があります。

> ちょっと休憩

● 小 話 ●

その1

　ある人が料亭に行きました。
　料理が運ばれ，板前が来て，説明し始めました。
板前「この鮎(あゆ)は，鵜が取ったものです。腹のあたりに，呑(の)み込んだときの歯型が付いております。」
客　「えっ！　大丈夫かなあ。鵜が呑み込んだんだろう?!」
板前「大丈夫です。うがいしておりますので。」

その2

　ある商屋のおかみさんが，小僧さんを連れて年始まわりに出かけました。
　突然，一陣の風が吹いてきて，おかみさんの着物の裾(すそ)がめくれ，白い足がチラッと見えました。
　その後に，糸の切れた凧(たこ)が落ちました。
おかみさん「いま落ちたのは何だい？」
小僧　　　「はい，凧でございます。」
おかみさん「あら，わたしは仙人かと思ったよ。」

IV
物忘れ・ど忘れを解消するのに効果的な
その他のアクティビティ
―積極的に行動する―

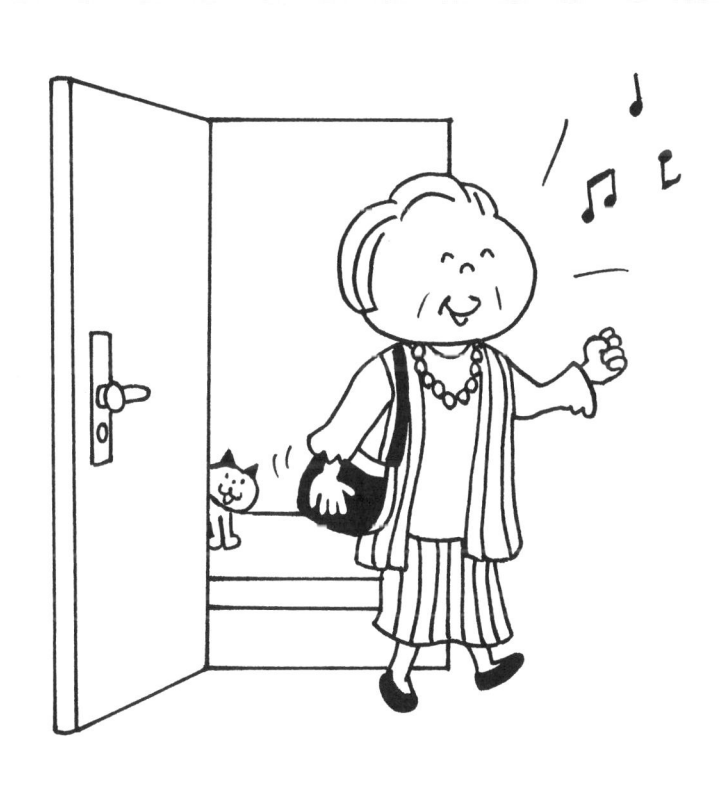

1　散歩や旅行に出かけましょう

　散歩で身体を動かすことは，健康によいことです。せっかくですから，脳の運動もしましょう。

　散歩しながら景色を楽しんだり，季節の変化に心を弾ませましょう。いつも同じ道を同じ時間に散歩するのではなく，新しい道を時間を変えて散歩すると，知らない街に出かけているような気分になります。

　小さな旅もしましょう。旅に出るということは開放感を味わい，新しい出会いや発見があります。

　散歩も旅行も足腰を丈夫にするばかりではなく，初めてのものを見る感動と出会いがあり，それが脳全体を刺激し，活性化につながります。

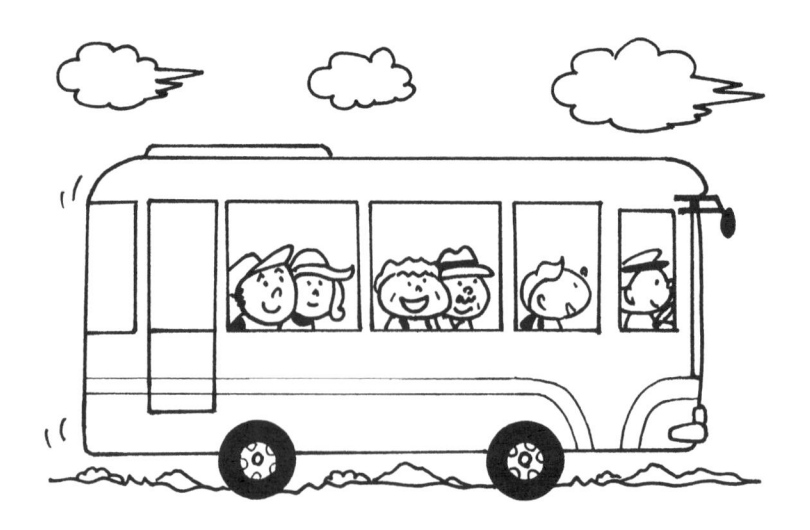

Ⅳ 物忘れ・ど忘れを解消するのに効果的なその他のアクティビティ

2 音楽を聴きに出かけましょう

　音楽はどんな分野でもかまいませんが，日ごろあまり聴かない曲や，聴かない分野のコンサートを聴くのが脳に効果があります。

　例えば，クラシック音楽が好きな人は，好きな曲の入っているコンサートを聴きに行こうとしたとき，今まで聴いたことのない作曲家の曲が1つでも入っているコンサートを選んで聴きに行くことで，その曲に対して脳が新たに反応します。

　また，日ごろあまりクラシックを聴かない人が，昔，学校で聴いたことのある曲が入っているコンサートを聴きに行くことで，クラシック音楽の新しい魅力に脳が反応します。

　要は，聴いたことのない新しい曲，新しい分野の音楽を聴くことが大切です。

　そういうことで，脳は反応し，活性化されます。

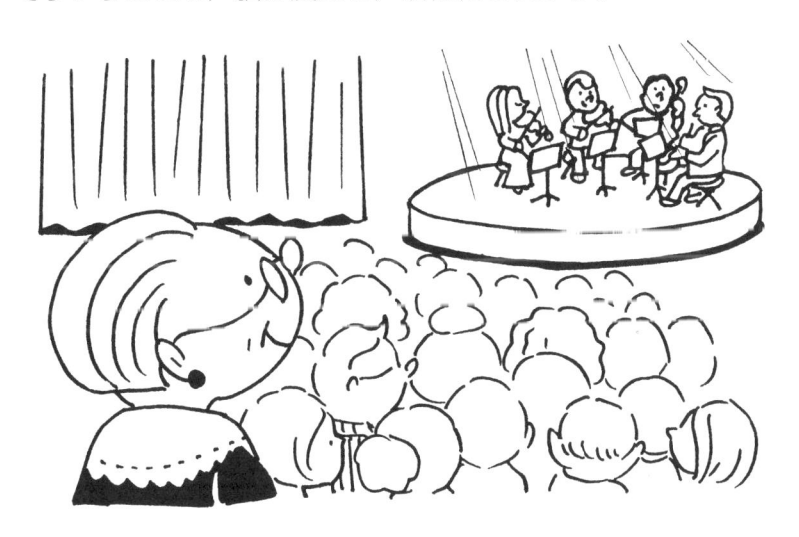

3 「読み，書き，ソロバン」を生活の中で行いましょう

　昔からいわれている，「読み，書き，ソロバン」をちょっとした生活の中で行いましょう。

　これはけっして難しい学術書を読むとか，難しい計算をするとかではなく，好奇心を持った本を読んだり，買い物のときに合計を計算してみたりすることです。難しい問題を解くのではなく，簡単な小学生程度の問題をゲーム感覚で楽しく解くようにします。

　そして，新聞を読み，新しい世の中の動きを知ることです。

　また，脳を鍛えるために，情報や自分の考えを整理し表現する作業として，手紙を書いたり，日記をつけたりするのもいいでしょう。

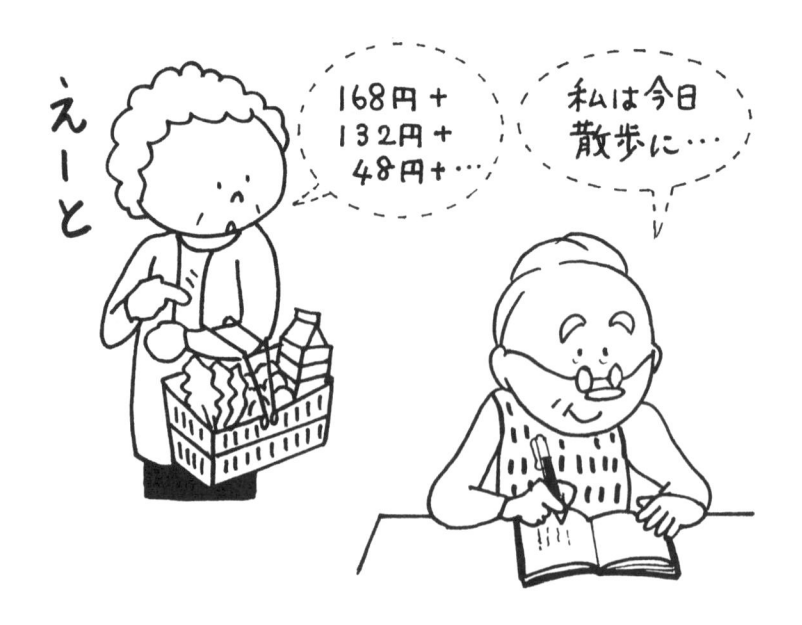

Ⅳ 物忘れ・ど忘れを解消するのに効果的なその他のアクティビティ

4 博物館や美術館に出かけましょう

　博物館や美術館の前を通ったり，また，広告を見て行ってみようと思ったら積極的に行ってみましょう。
　ある人は，子どもの教科書で「運慶（うんけい）」の仏像を見ました。たまたまそれが博物館で展示公開されており，本物を見て感動し，今まで興味のなかった仏像が好きになりました。そして，奈良や京都まで行くようになりました。
　また，美術館で大好きな「フェルメール」の絵が公開され，それを見て感動し，オランダまで行った人もいます。
　その感動が大切なのです。
　特に地方の博物館，美術館には掘り出し物の公開があります。見たこともないすばらしい作品を発見するかもしれません。見たこともない芸術作品を鑑賞することは，脳を刺激し，たいへん血行をよくする効果があります。

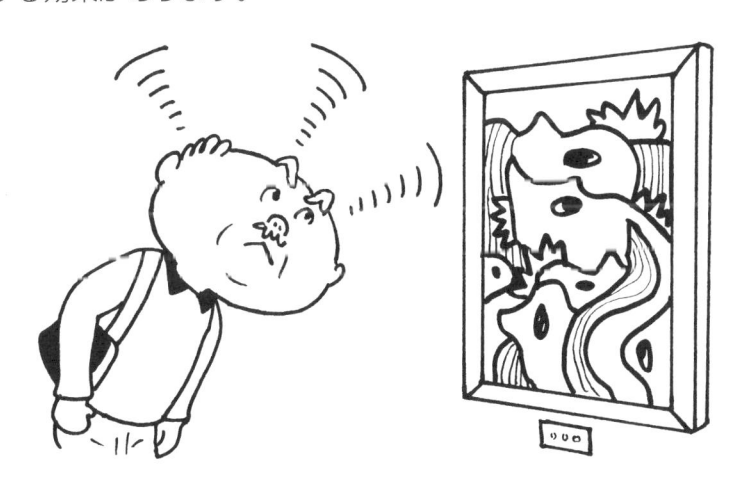

5 興行やイベントに出かけましょう

　今まであまり好きではなかった（興味のなかった）興行やイベントに積極的に出かけるようにしましょう。
　例えば，歌舞伎，ミュージカル，寄席，相撲など，新しい発見があります。その新しい発見が脳を刺激するのです。
　見て，聴いて，参加することで興奮し，感情が高ぶることは脳細胞に大きな影響を及ぼします。それが大切です。
　相撲を見たら，プロレスが見たくなり，ミュージカルを見たらオペラ（歌劇）が見たくなります。
　日本の祭りのイベントで，初めて本物の阿波踊りやねぶたを見たことで，現地へ見に行きたくなるでしょう。実際に徳島や青森へ行ったりして，行動の範囲を広げることにより，またそこでの発見が生まれます。
　とりあえず，参加してみましょう。

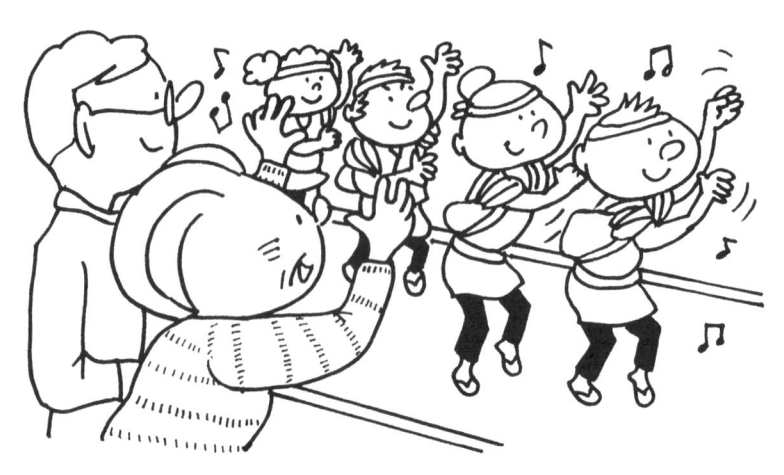

Ⅳ 物忘れ・ど忘れを解消するのに効果的なその他のアクティビティ

6 生活習慣病を防ぐために健康診断を受けましょう

　せっかく脳の血行をよくしても、肝心な血管が動脈硬化になっていたら、何の効果もありません。動脈硬化になると、脳の血行が悪くなり脳の働きを低くします。脳の血管の壁にコレステロールなどの脂肪がくっつくと、動脈硬化になるといわれています。

　日ごろから健康診断を受け、高血圧や高脂血症、中性脂肪、血糖値を調べ、生活習慣病にならないように注意しましょう。

　また、脳を活性化するといわれているDHA（ドコサヘキサエン酸）が多く含まれている、背の青い魚や、マグロの刺し身であれば赤身より中トロを食べるようにしましょう。

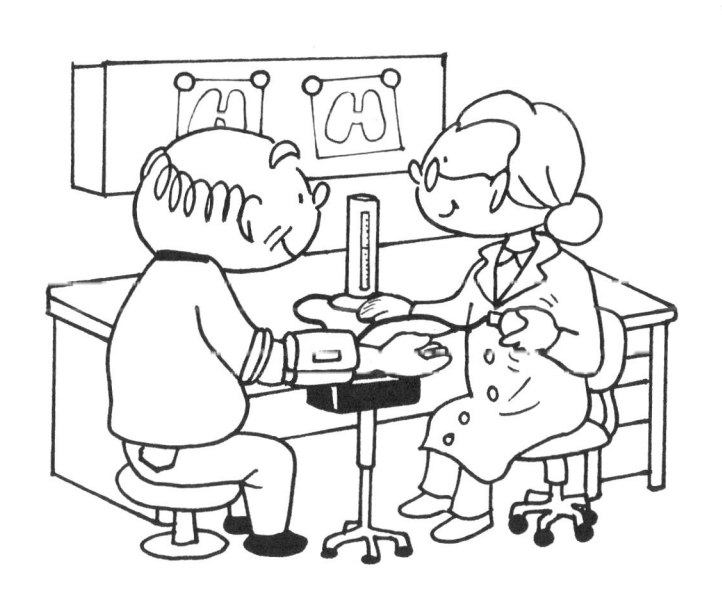

7　楽しい生活を心がけるようにしましょう

　楽しい生活をすると脳は活発に活動します。
　大勢で暮らしている人には，物忘れやど忘れを教えてくれる人が多くいて，笑って暮らすことができます。それは第一に人とよく話すからです。
　会話をするということは，自分が話し，相手の言葉を聞くということです。人に話をするときには話を組み立てます。人の話を聞くときは，その人の話にイメージを膨らませます。この行為は，脳の活動を活発にします。
　楽しい生活をするには，よく人と話をし，常に好奇心を持ち，趣味を持ち，オシャレをして出かけ，よく笑い，遊び心やユーモアを持つことです。
　また，何でもよくかんで食べ，ものぐさをせず，自分のことは自分でやり，何事にも興味を持ち，積極的に行動する暮らしをすることです。

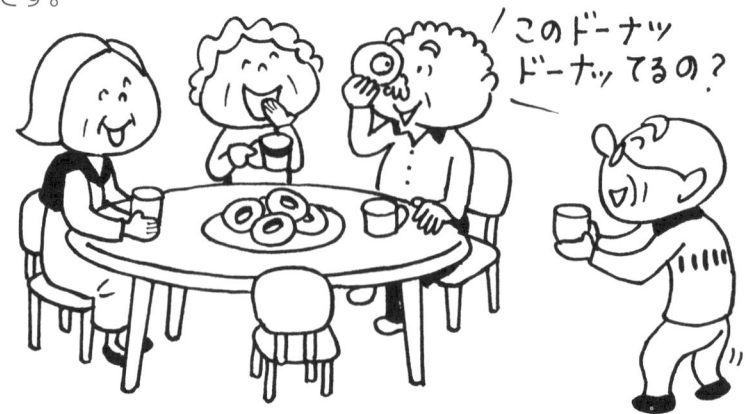

著者紹介

●今井弘雄

　1936年生。国学院大学卒。元医療法人社団明芳会板橋中央総合病院福祉課長。ヘルパー養成講座講師。日本創作ゲーム協会代表理事，子ども文化研究所委員。

<おもな著書>

『生きがいづくり・健康づくりの明老ゲーム集』（共著）『ちょっとしたリハビリのためのレクリエーションゲーム12ヵ月』『シニアが楽しむちょっとしたリハビリのための手あそび・指あそび』『車椅子・片麻痺の人でもできるレクリエーションゲーム集』『ちょっとしたボケ防止のための言葉遊び＆思考ゲーム集』『おおぜいで楽しむゲームと歌あそび』『少人数で楽しむレクリエーション12ヵ月』『虚弱や軽い障害・軽い認知症の人でもできるレクゲーム集』『介護予防と転倒予防のための楽しいレクゲーム45』『軽い認知症の方にもすぐ役立つなぞなぞとクイズ・回想法ゲーム』（以上，黎明書房）『バスの中のゲーム』（文教書院）他多数。

<参考にさせていただいた本>

『手と脳―脳の働きを高める手―』久保田競，紀伊國屋書店
『もの忘れ・ど忘れを防ぐ100のコツ』主婦の友社編
『指遊び・手遊び・ジャンケン遊び』今井弘雄，童心社
『ボケないための手遊び・指遊び』今井弘雄，PHP研究所
『ちょっとしたリハビリのための手あそび・指あそび』今井弘雄，黎明書房
『ボケを防ぎ，元気力を高める手・指あそび・うたゲーム』今井弘雄，生活ジャーナル社
「特集：今から始める脳の健康法―手や指を動かすことは，認知症予防に効果大」『清流』2008年11月号，今井弘雄，清流出版

ほら，あれ！　楽しい物忘れ・ど忘れ解消トレーニング

| 2012年4月20日 | 初版発行 |
| 2012年8月1日 | 2刷発行 |

著　者	今　井　弘　雄
発行者	武　馬　久仁裕
印　刷	株式会社　太洋社
製　本	株式会社　太洋社

発　行　所　　　株式会社　黎　明　書　房

〒460-0002　名古屋市中区丸の内3-6-27　EBSビル
　☎052-962-3045　FAX 052-951-9065　振替・00880-1-59001
〒101-0047　東京連絡所・千代田区内神田1-4-9　松苗ビル4F
　☎03-3268-3470

落丁本・乱丁本はお取替します。　ISBN978-4-654-05698-9
　　　Ⓒ H. Imai 2012, Printed in Japan

軽い認知症の方にもすぐ役立つ
なぞなぞとクイズ・回想法ゲーム
今井弘雄著　Ａ５判・93頁　1600円

シリーズ・シニアが笑顔で楽しむ①　とんちクイズや四字熟語，ことわざのクイズなど，軽い頭の体操として楽しめる問題を多数収録。軽い認知症の方も楽しめる回想法を使ったゲームを実践例などとともに紹介。

シニアが楽しむちょっとしたリハビリのための
手あそび・指あそび
今井弘雄著　Ａ５判・99頁　1600円

シリーズ・シニアが笑顔で楽しむ④　いつでもどこでも簡単にでき，楽しみながら頭の回転や血液の循環をよくする手あそびと指あそび41種を紹介。『ちょっとしたリハビリのための手あそび・指あそび』改題。

ちょっとしたボケ防止のための
言葉遊び＆思考ゲーム集
今井弘雄著　Ａ５判・94頁　1600円

高齢者の遊び＆ちょっとしたリハビリ①　認知症やボケの防止に効果的な「ことわざクイズ」「早口言葉遊び」などの言葉遊び11種と「神経衰弱」「文字当て推理」「パズル遊び」などの思考ゲーム23種を収録。

車椅子・片麻痺の人でもできる
レクリエーションゲーム集
今井弘雄著　Ａ５判・98頁　1500円

高齢者のレクリエーション⑤　車椅子・片麻痺の人も，グループの仲間に入って楽しめるゲームを，イラストを交えて42種紹介。テーブルサッカー／後ろ投げバスケット／クルクルロケット／足つな引き／他

虚弱や軽い障害・軽い認知症の人でもできる
レクゲーム集
今井弘雄著　Ａ５判・97頁　1600円

お年寄りと楽しむゲーム＆レク④　「魚，木で勝負」「まとめてハウマッチ」など身体をあまり動かさずちょっと頭を使うレク20種と,「グー，パー，拍手」「ダルマ倒し」など軽く身体を動かすレク21種を紹介。

介護予防と転倒予防のための
楽しいレクゲーム45
今井弘雄著　Ａ５判・102頁　1600円

お年寄りが笑顔で楽しむゲーム＆遊び①　高齢者の体力・筋力の維持・向上，機能回復を図る楽しいレクゲーム45種を「歌レク体操」「介護予防のための手あそび・指あそび」「体を動かすレクゲーム」に分けて紹介。

少人数で楽しむ
レクリエーション12ヵ月
今井弘雄著　Ａ５判・102頁　1600円

お年寄りと楽しむゲーム＆レク②　グループホームなどの小規模施設や小グループで楽しめるレクや歌あそび（歌レク体操），集会でのお話のヒントなどを月ごとに紹介。

※表示価格は本体価格です。別途消費税がかかります。